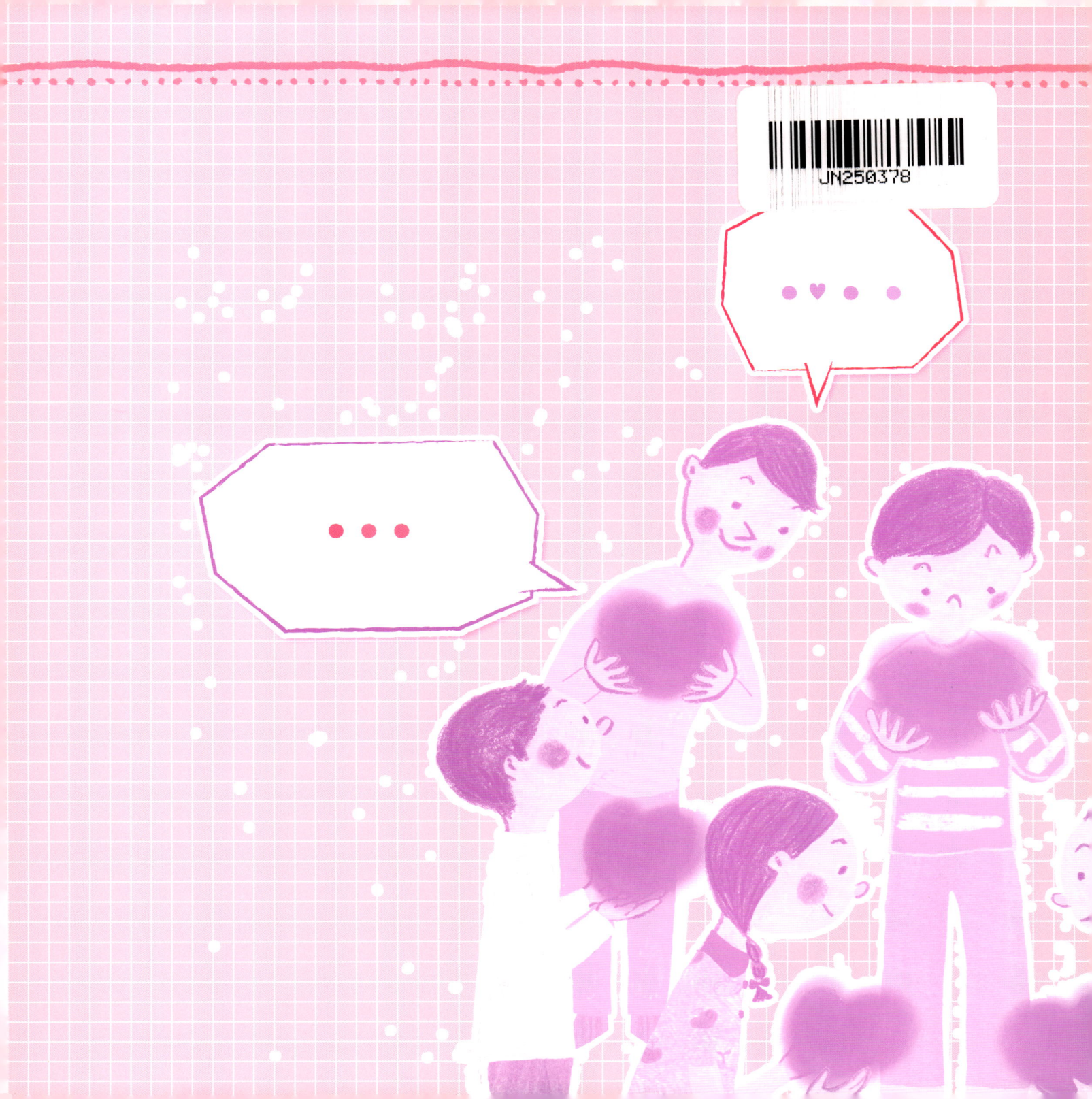

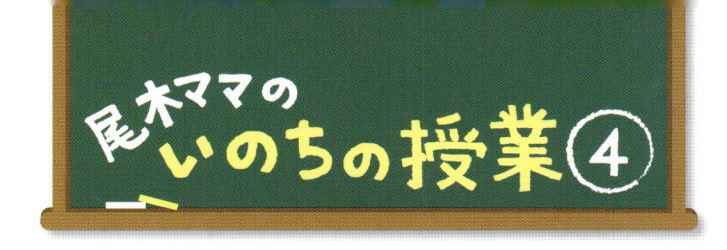

尾木ママの
いのちの授業④

いのちって なんだろう

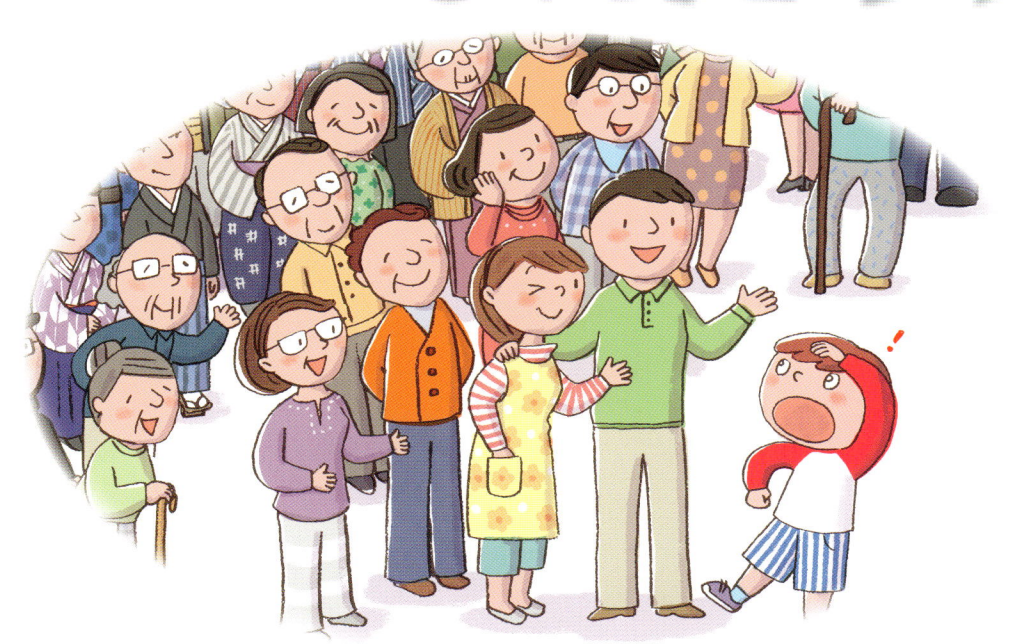

監修 尾木直樹

ポプラ社

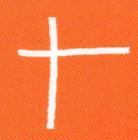

これから
この本を読むあなたへ

尾木直樹（おぎなおき）

　「いのちを感じるとき」なんて、大きくむずかしいテーマで授業（じゅぎょう）をするため、じっさいに東京都（とうきょうと）内の小学校5年生の教室を訪問（ほうもん）して、みんなで考えました。10、11ページの大きな写真は、そのときのようすをおさめたものです。

　授業（じゅぎょう）を通して、みんなが「いのち」や「生きがい」を感じるときには、大きく分けると2種類（しゅるい）あることがわかりましたよ。

　ひとつはもちろん、おなかがへって何かを食べたときや、のどがかわいて水を飲んだときなどの、生き物として、生きるうえで必要（ひつよう）なことをしている瞬間（しゅんかん）。

　そして、ふたつ目は「家族とアルバムを見たとき」や、だれかの「役に立ったとき」、「友だちと遊んでいるとき」などの、人とのつながりやささえ合いを感じる瞬間（しゅんかん）でした。生きていくうえでは、だれかの存在（そんざい）が必要（ひつよう）だし、自分の存在（そんざい）もまただれかにとって必要（ひつよう）なんだ、ということがわかったんです。

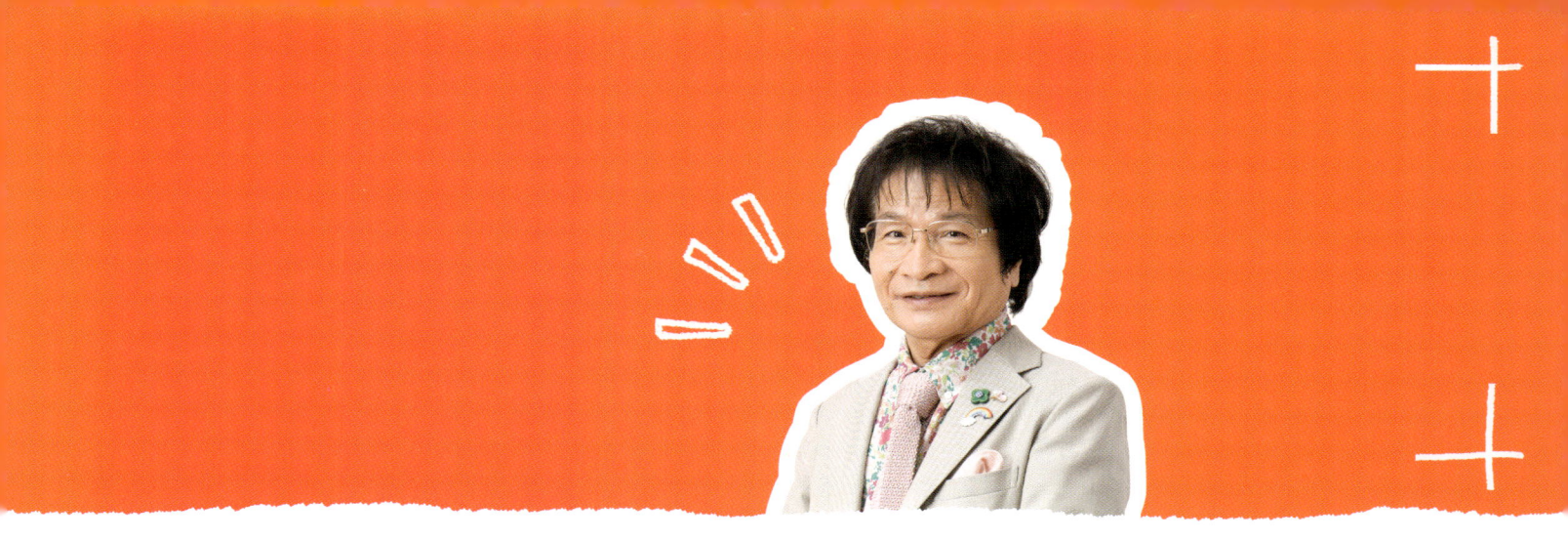

　だから、たとえば重い障がいをもっていたとしても、けっして「ささえられる」だけではなく、だれかを「ささえる」存在でもあるんですね。人のいのちに軽い重いはなく、生きとし生けるものすべてのいのちが大切だということ。10ページからの授業のページを読んでもらえれば、実感してもらえるんじゃないかなと思います。

　この巻の中では、ほかにも「生命の誕生のふしぎ」や「いのちのリレー」などについても紹介しています。字が多いのでちょっとむずかしく感じるかもしれないけれど、いろんな角度からみなさんが自分のいのちについて、そしていのちといのちのつながりについて考えるきっかけになるとうれしいです。ぜひ興味のあるところから読んでみてくださいね。

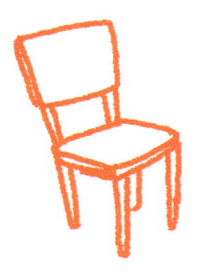
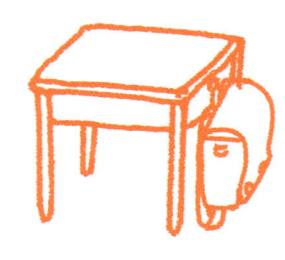

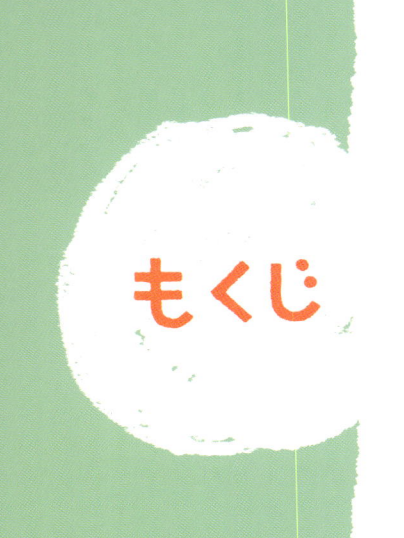

もくじ

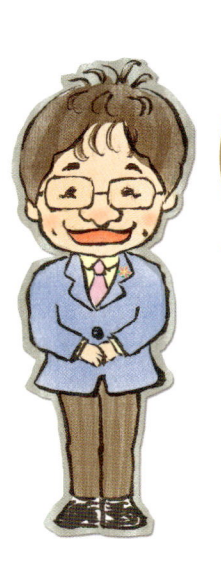

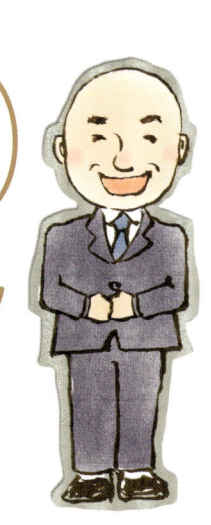

10ページの授業を行った東京都足立区立辰沼小学校の、仲野繁校長先生です。

こんにちは。授業ではいのちや生きがいについて考えましたよ。

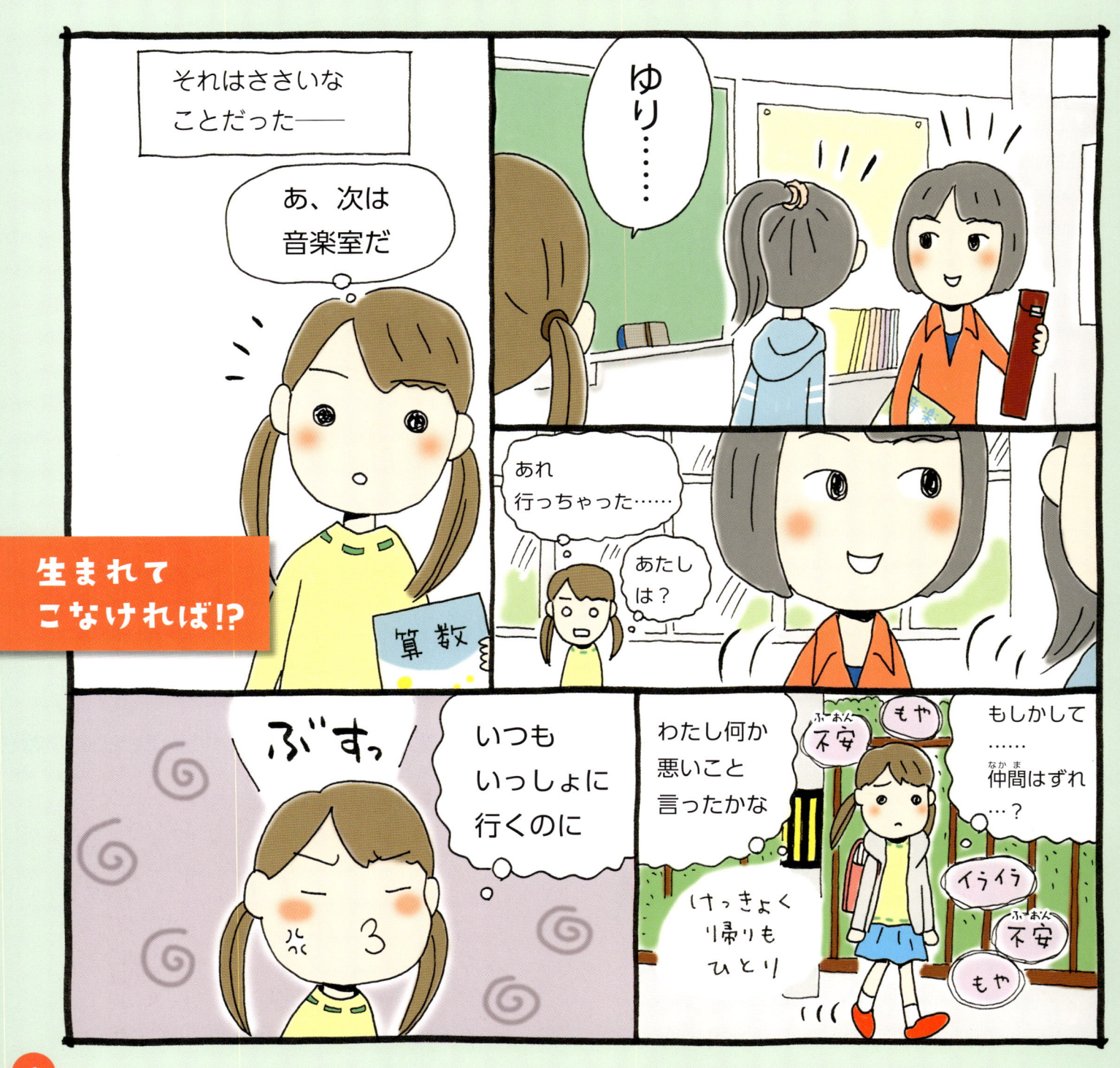

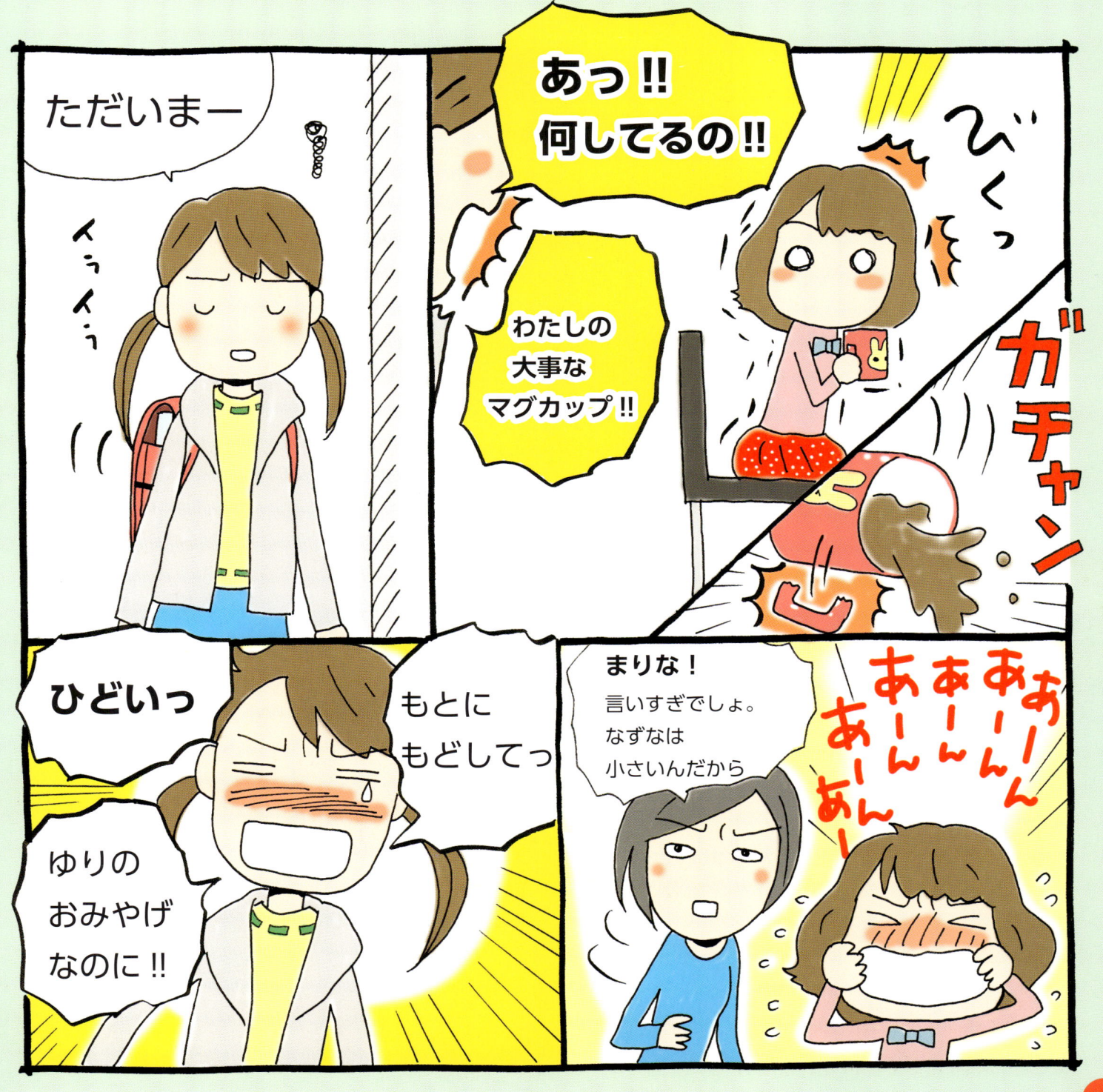

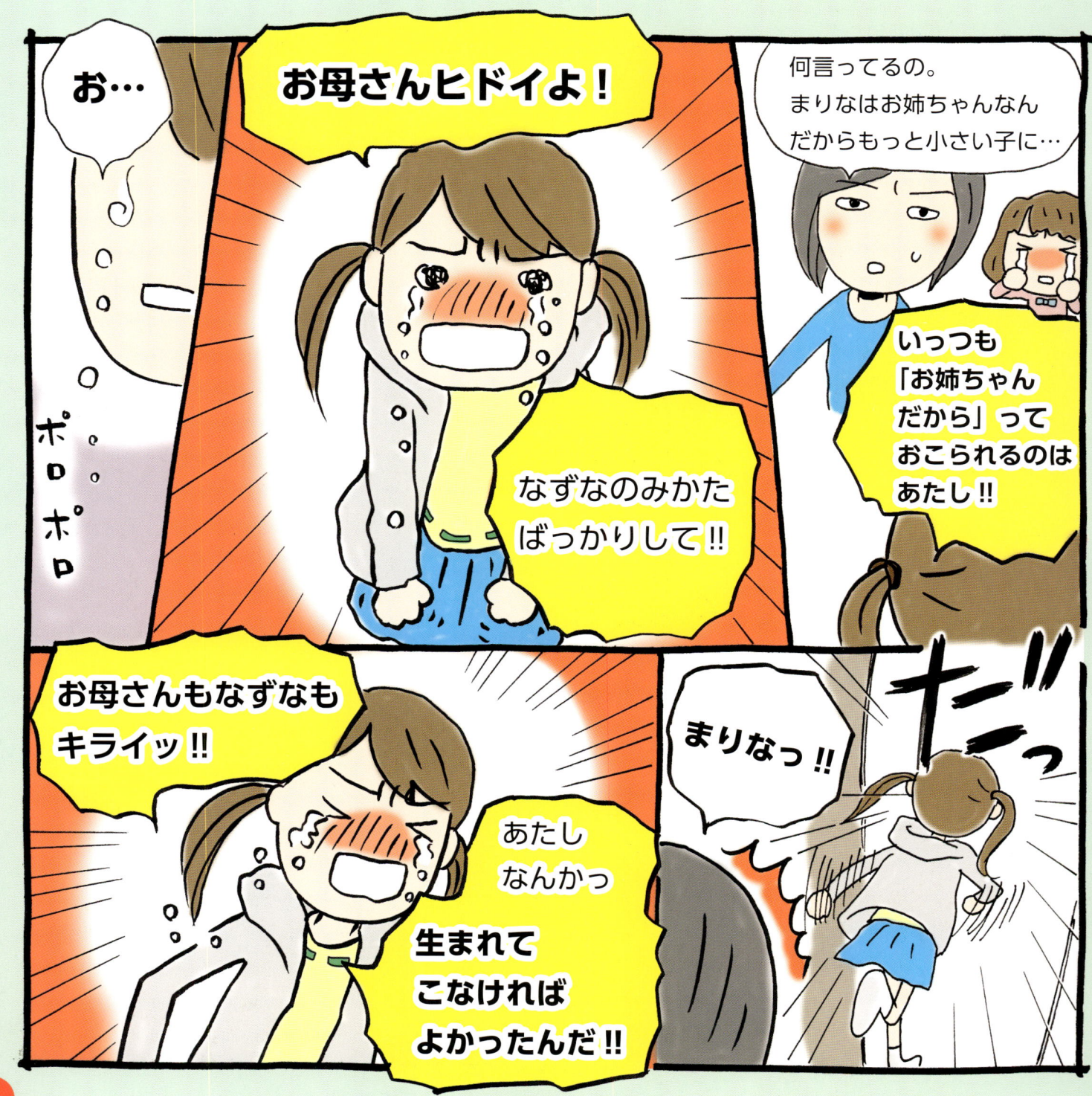

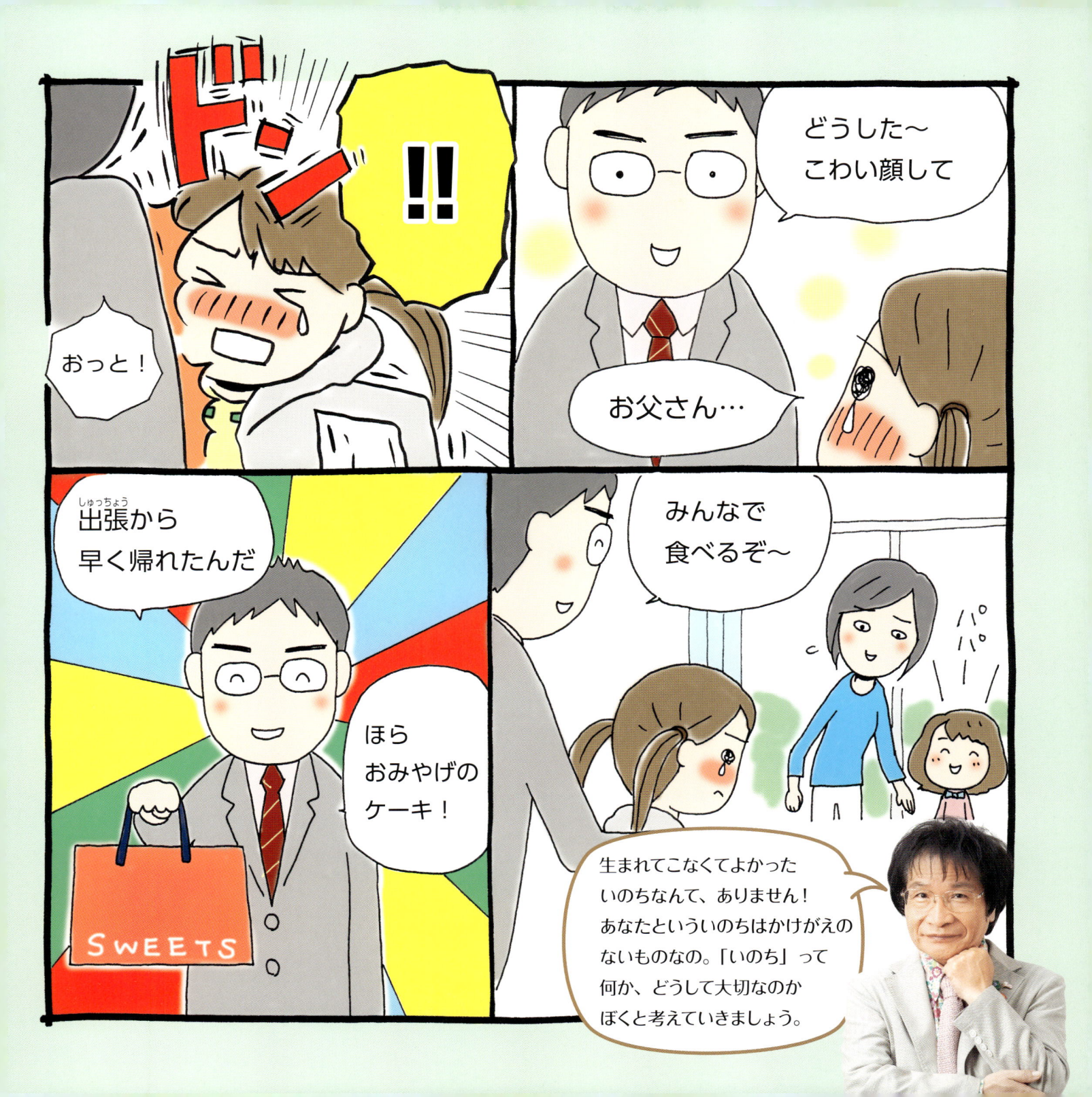

「いのち」を感じるとき

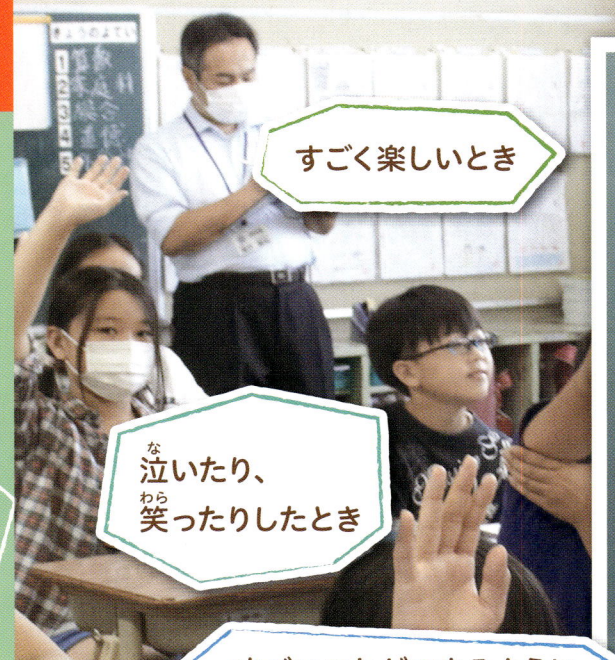

すごく楽しいとき

泣いたり、笑ったりしたとき

すごいことができるようになったとき

お母さんにあまえているとき

今まででいちばんおいしいものを食べたとき

いのちってなんだろう、どこからきたんだろう、そんな質問にこたえるのはむずかしくても、いのちを感じる瞬間を経験したことはあるかもしれません。
あなたが「いのち」を感じるのはどんなときですか？

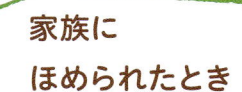

家族にほめられたとき

きれいな景色を見たとき

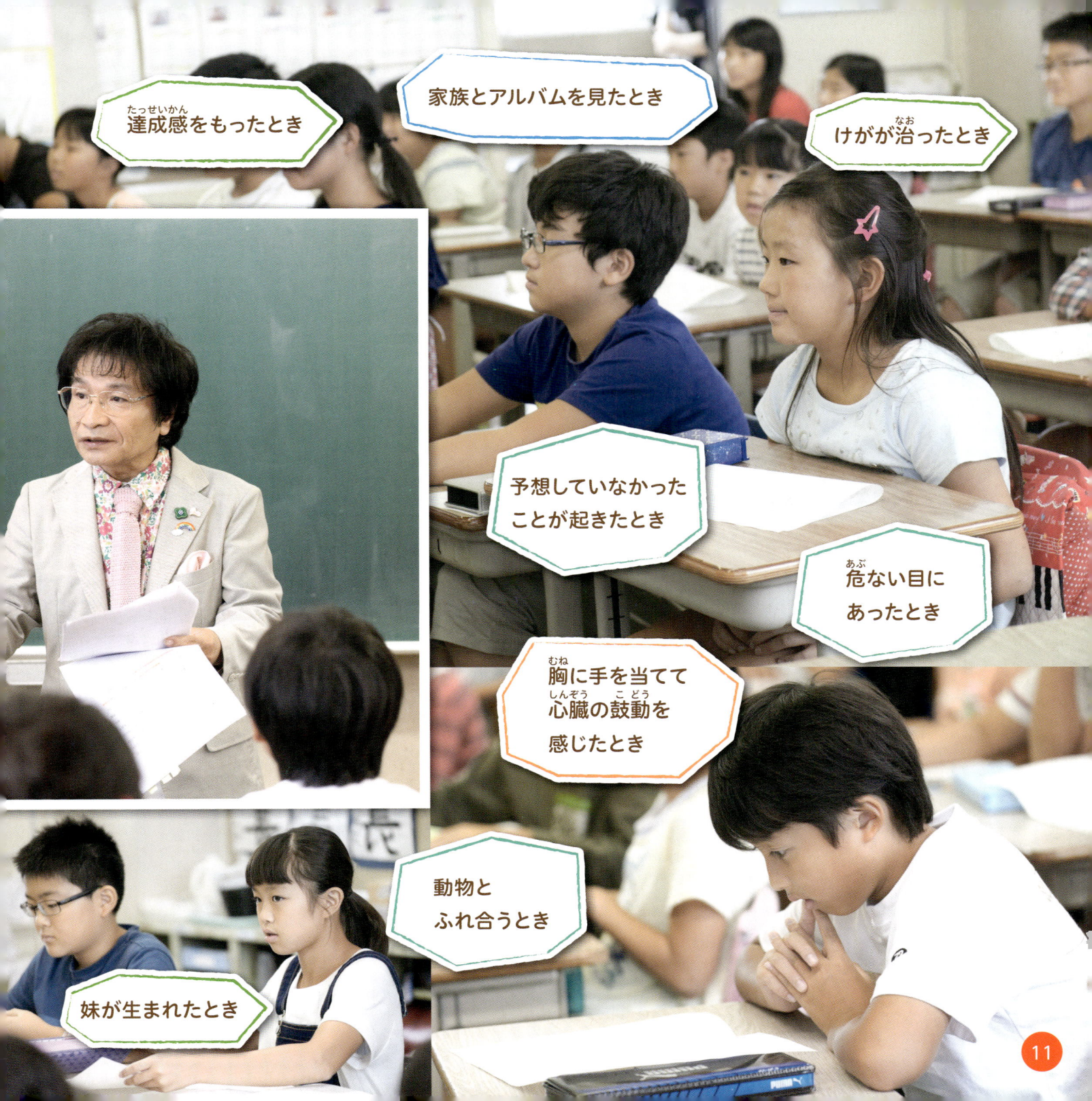

達成感をもったとき

家族とアルバムを見たとき

けがが治ったとき

予想していなかったことが起きたとき

危ない目にあったとき

胸に手を当てて心臓の鼓動を感じたとき

動物とふれ合うとき

妹が生まれたとき

生きるためには何が必要かな？

では、生きるためには何が必要だと思いますか？　いくつあげてもいいですよ。
考えてみましょう。

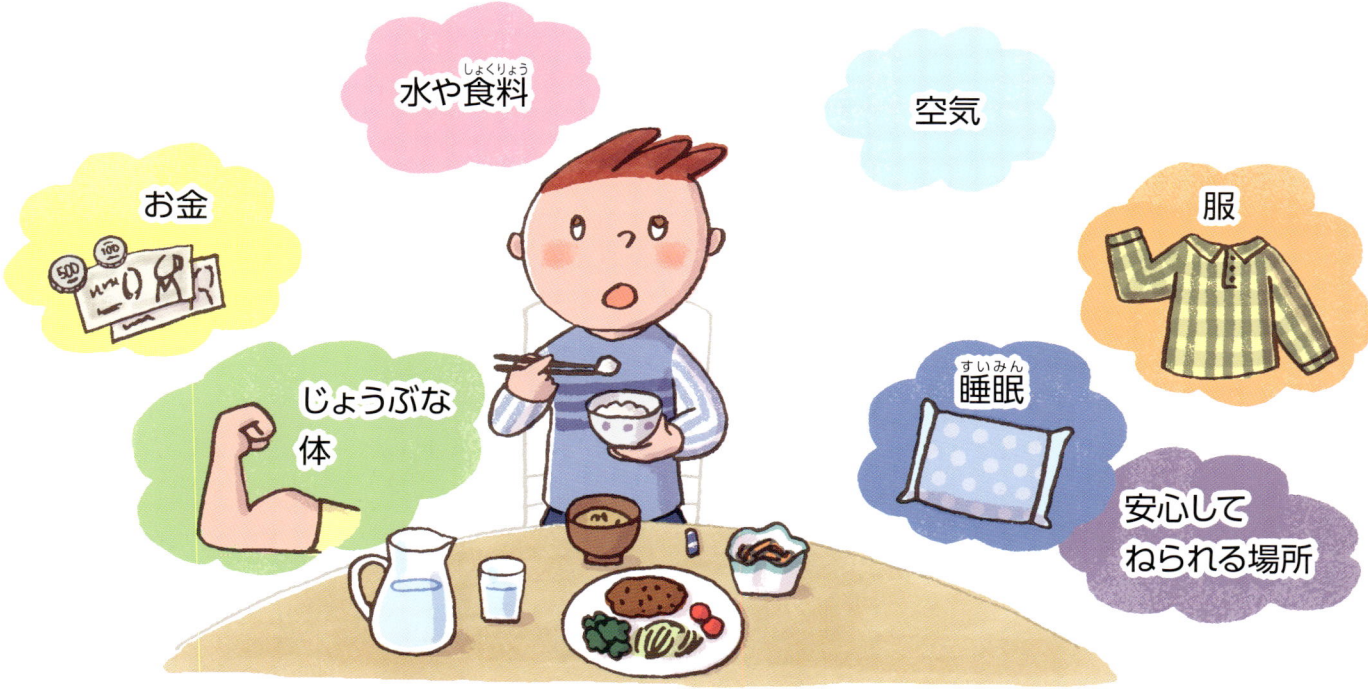

水や食料

空気

お金

服

じょうぶな体

睡眠

安心してねられる場所

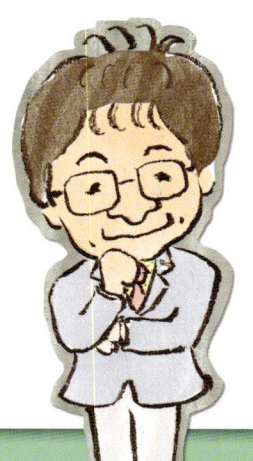

そう、空気や水、食べものがないと生きていけませんね。
さらに、睡眠をとるために安心してねられる場所も、体温を保つために衣服も必要です。
では、それだけあれば生き続けられるでしょうか。

●授業では

こんなこたえを書いた人もいましたよ。

家族、楽しみ

生きる きぼう。

勉強

親や友達

生まれてくれてありがとうと愛情をくれて死感じること
（愛されている）と感じること、
衣、食、住

心

自分をささえてくれる人。

　ここにあげられたものは、ないとすぐにいのちが終わってしまうものではありません。愛情や希望では、おなかはいっぱいになりませんよね。でも、いのちが元気でいるためには、なくてはならないものです。

自分をささえてくれる人って、たしかに大切かも。わたしはいろんな人にささえてもらってばっかりだよ……。

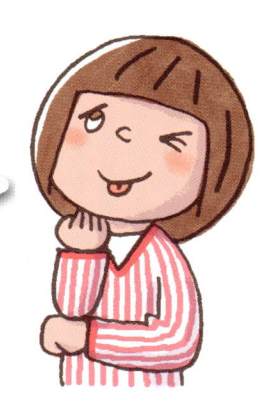

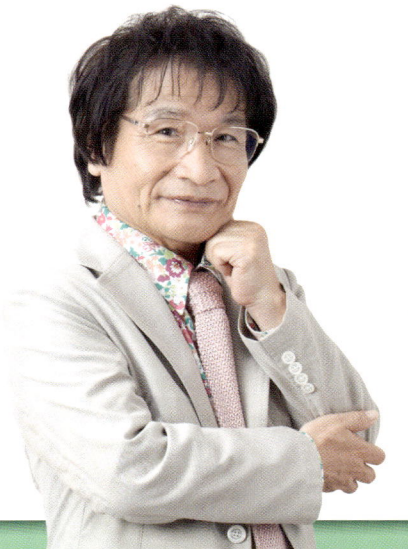

人をささえるって少しむずかしそうに思えますね。

　でも、人はささえ合って生きています。むずかしく考えることもないし、無理にがんばる必要もないですよ。あなたも、存在するだけでだれかのささえになっているのです。
　ある男の子とその家族について話しましょう。

ささえ合うってどういうことだろう

西原 海くん

　その男の子は西原海くんといいます。海くんは1歳7か月のとき、保育園の水の張ってある洗濯機に転落し、重い障がいを負ってしまいました。そしてあと5年のいのちだと告げられます。

　でも海くんはけんめいに生きようとし、家族やまわりの人たちも海くんをささえました。海くんは食事をチューブでとります。ことばを話すこともできません。でも、自分の意思を伝えることができるんです。微妙な目の動きや右手の親指をほんの少し動かすことで伝えます。家族は海くんの気持ちや意思をしっかりと受けとめました。

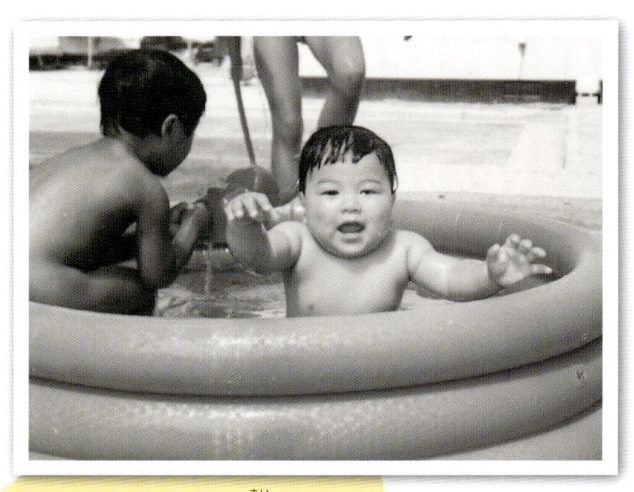

プール遊びを楽しむ1歳のころ。

「海くん、おはよう!」

　『海くん、おはよう』という本があります。海くんのお姉さんが書いた本です。朝、目がさめると、家族みんなが、海くんのいる部屋に走っていき、「おはよう!」と声をかけるということが書かれています。5年間しかいのちがもたないと医師に言われたことから、毎朝海くんのベッドへようすを見にいくんです。海くんが「生きている」ということが家族のいちばんの喜び、その喜びを本にしたのです。以前、尾木ママがお姉さんにお会いしたとき、「海くんは、存在しているだけで、すばらしいいのちなんです」とおっしゃっていました。

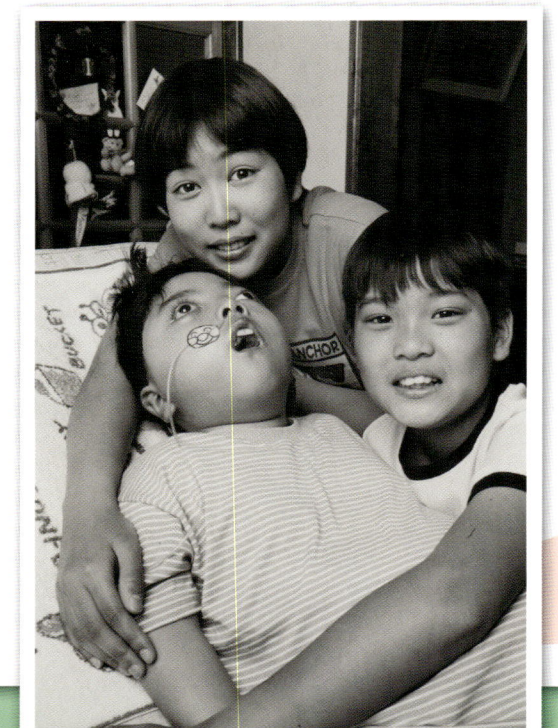

お姉さんと、お兄さんといっしょの海くん。
海くんがうれしそうだと、家族みんなが笑顔になる。

ねたきりの海くんには何もできないように見えるかもしれないけれど、家族やまわりの人びとに生きる力をあたえ続けています。海くんも、まわりの人をささえているんです。

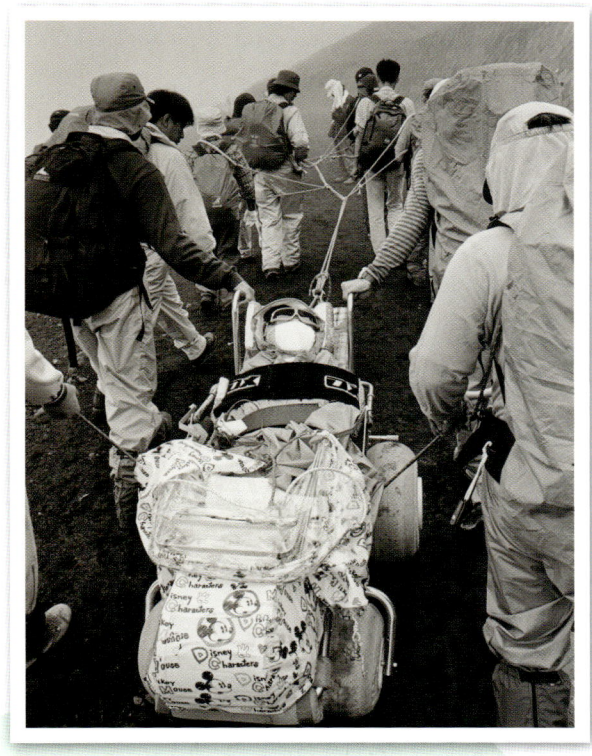

大勢の人に助けられて、富士山へ登った！
海くんには人をしあわせにするふしぎなパワーがあるようで、いつも人にかこまれている。

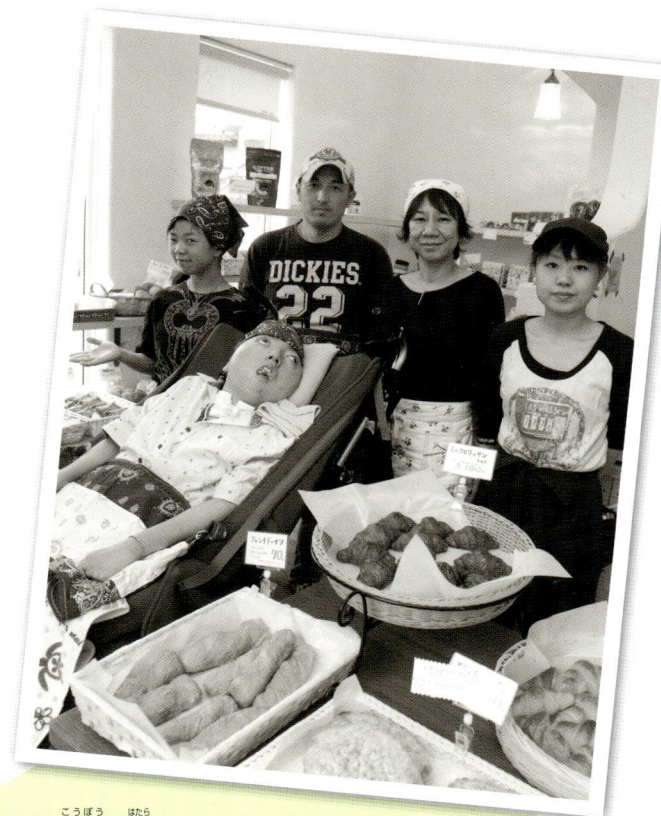

パン工房で働くスタッフとパチリ。
海くんは作業よりも、パンを売ったり、お弁当を売ったりと、人と会うほうがお気に入り。

5歳までしか生きられないと言われた海くんですが、20歳を過ぎた今、仕事をし、毎日を生き生きと過ごしています。家族やボランティアの人たちに助けてもらって富士山に登ったし、ディズニーランドやハワイにも行き、選挙で投票もしました。

生きようとするいのちと、それをささえようとするいのちが、大きな力を生んだのかもしれません。

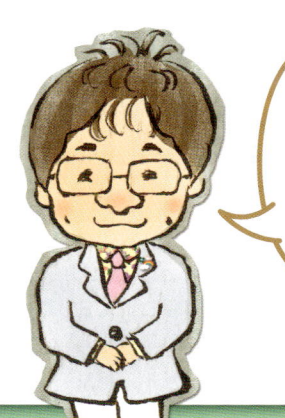

どのいのちも、だれかをささえているんですね。存在するだけですばらしいいのちです。

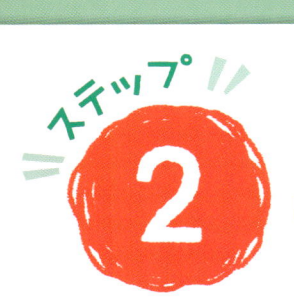

ステップ2 生きがいってどんなこと？

「生きがい」ということばを知っていますか？　生きていくはりあいなどのことです。生きがいということばが大げさに感じるなら、「生きる楽しみ」ということばにおきかえてもいいですね。さて、尾木先生と仲野校長先生の会話を聞いてみましょう。

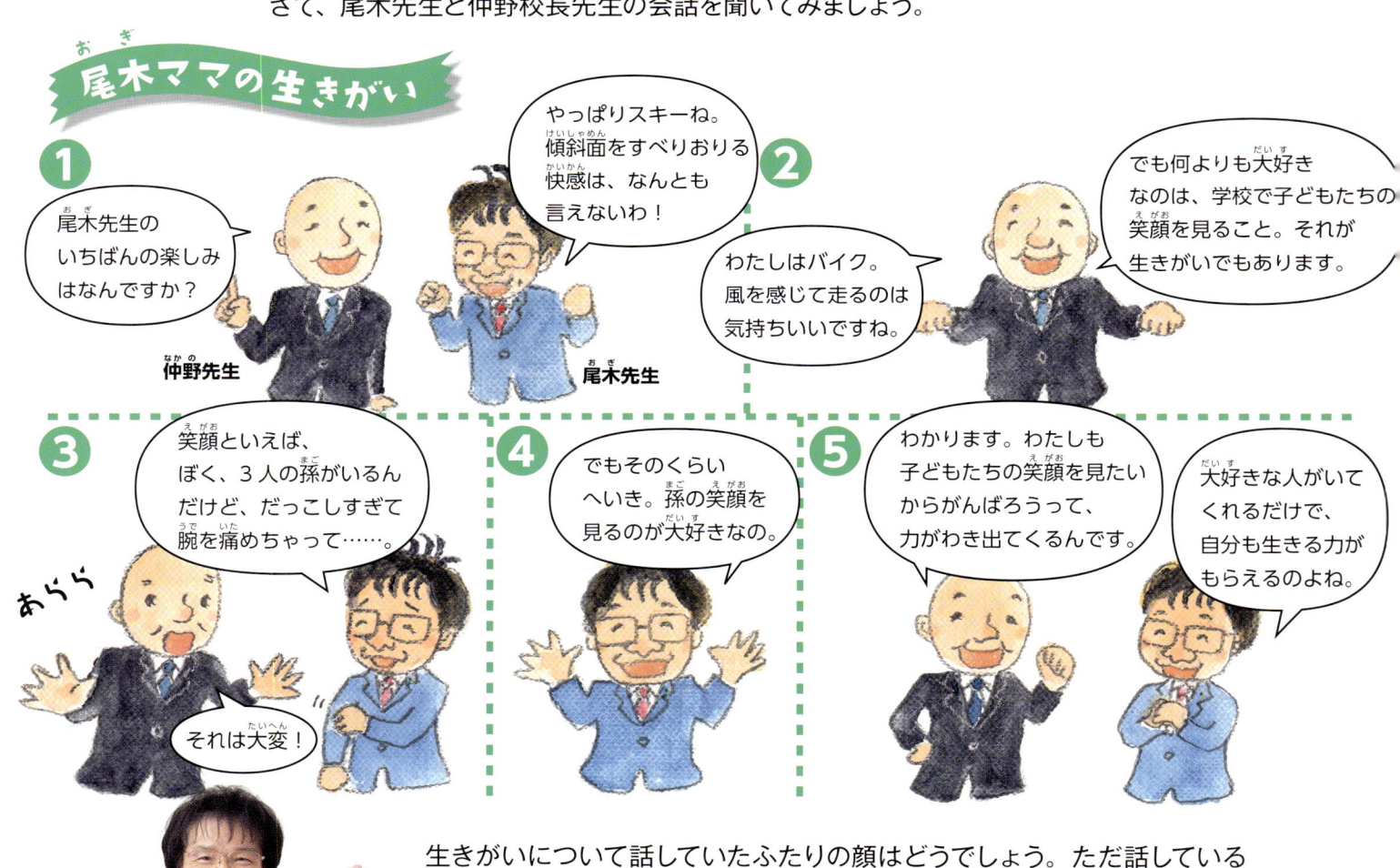

生きがいについて話していたふたりの顔はどうでしょう。ただ話しているだけなのに、仲野先生もぼくもとてもうれしそうですね。生きがいだと感じているものが、自分に元気や生きる力をあたえてくれるんです。

楽しいと思うことを書きだしてみよう!

　楽しいことをしていると、そのことに夢中（むちゅう）になって、それが生きているという実感を生みます。「これがあればがんばれる」「これのために、ほかのことにも一生けんめいになれる」、そんなふうに生きる力がわいてきます。だから生きがいって、生きていくうえでとても大事なんです。

　みなさんが、「元気が出ること」「楽しいと思うこと」「大事だと思うこと」はどんなことですか? 書きだしてみましょう。いくつでもいいですよ。

●授業（じゅぎょう）では

　授業（じゅぎょう）では、葉っぱの形の付せんに、自分の楽しみや生きがいと思うことを書いてもらいました。そして、まん中に「いのち」と書かれた大きな木の絵（え）に、みんなの葉っぱの付（ふ）せんをはっていきました。

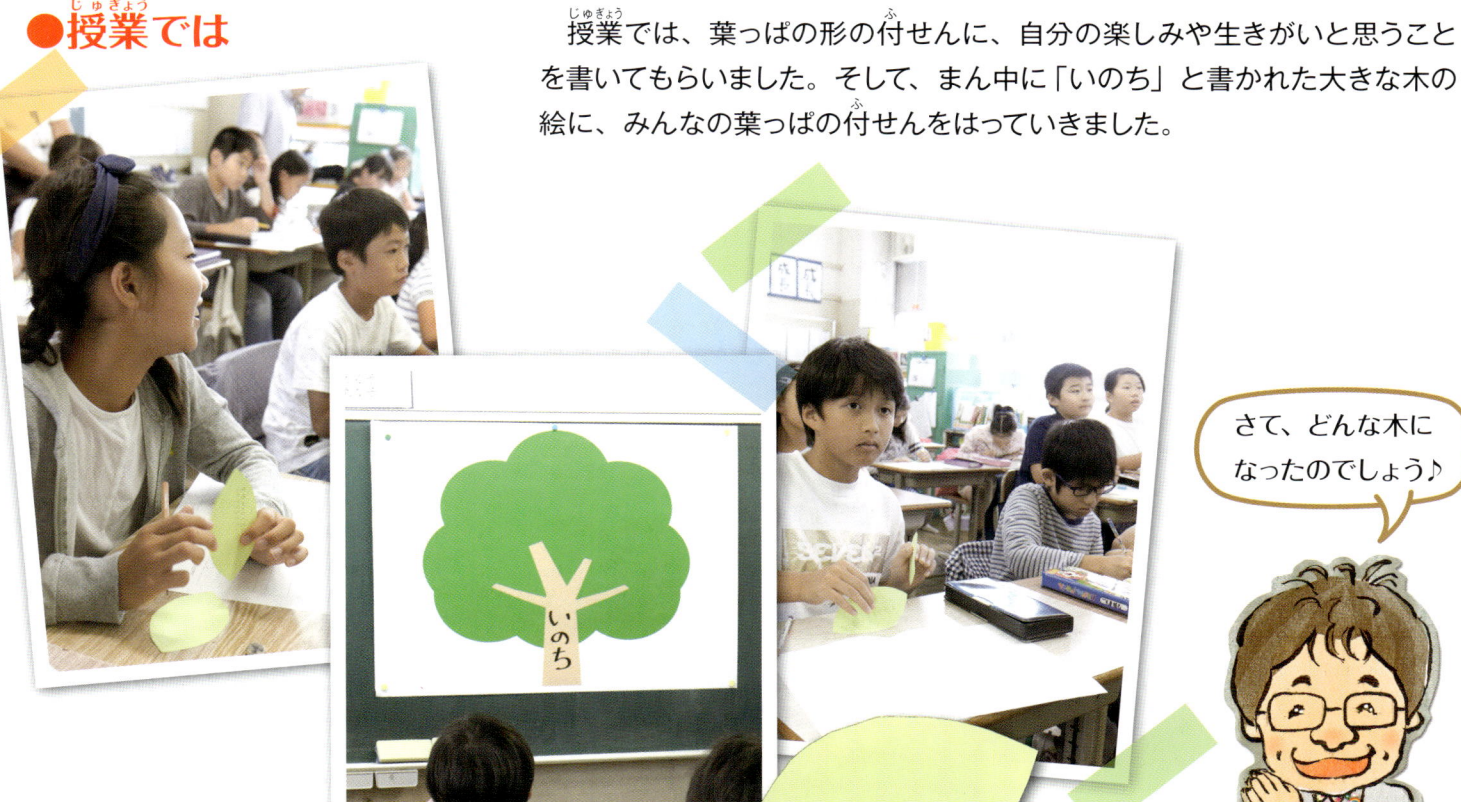

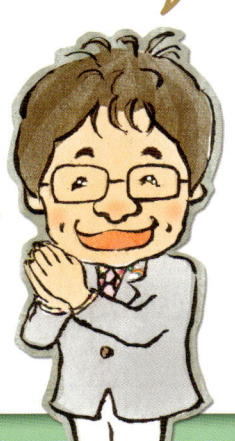

さて、どんな木に
なったのでしょう♪

ステップ

4 教えて、いのちの木

　たくさんの「元気が出ること」「楽しいと思うこと」「大事だと思うこと」でいっぱいになって、「いのちの木」ができあがりました。

みんなでどんどん
はっていって……

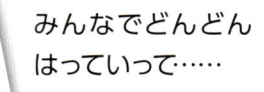

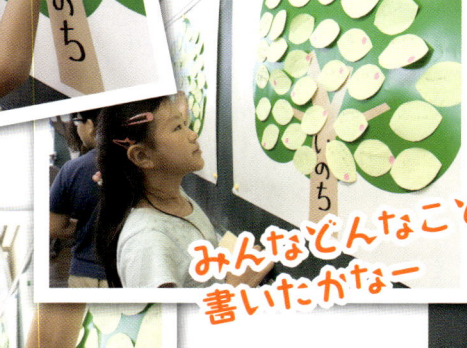

みんなどんなこと
書いたかなー

木からあふれる
ほどの葉っぱが
生い茂りました。

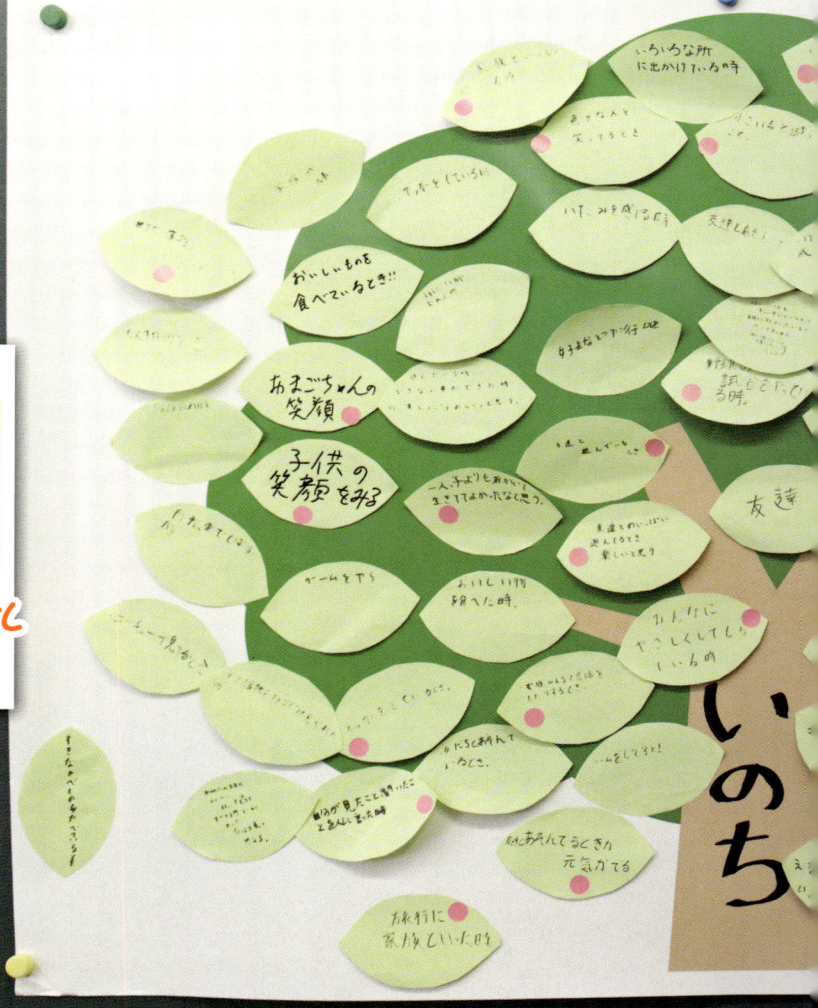

各自が書いたことばを発表して、
クラスのみんなで共有しましたよ。

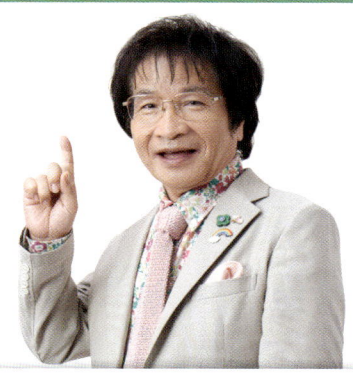

　一部の葉っぱには、ピンク色の
シールをつけました。シールがつい
ている葉っぱと、ついていない葉っ
ぱがあります。

　このちがいはなんでしょう？

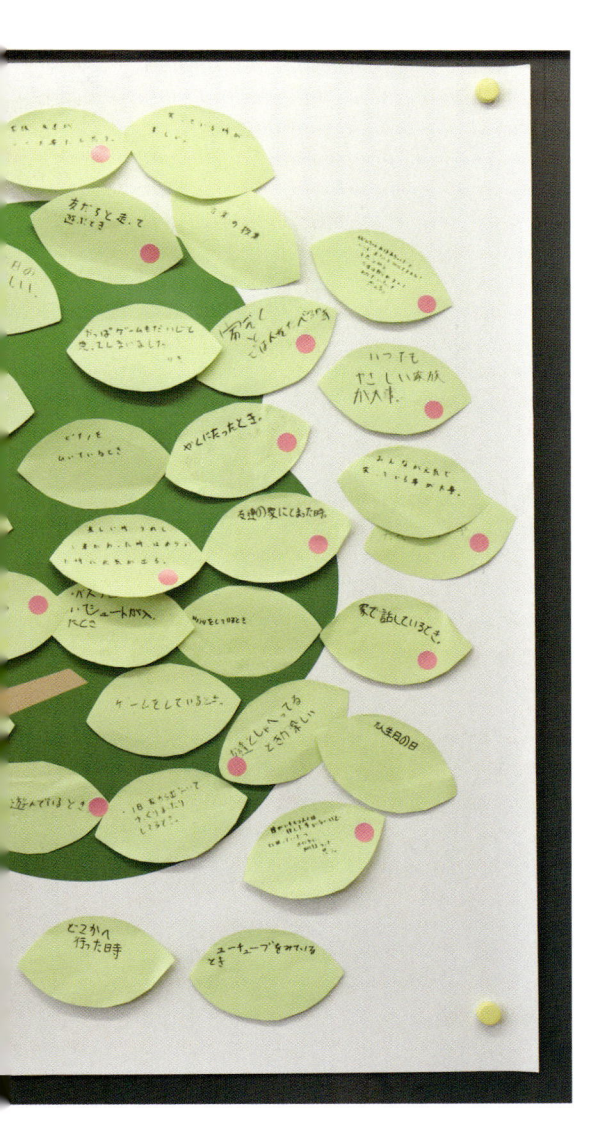

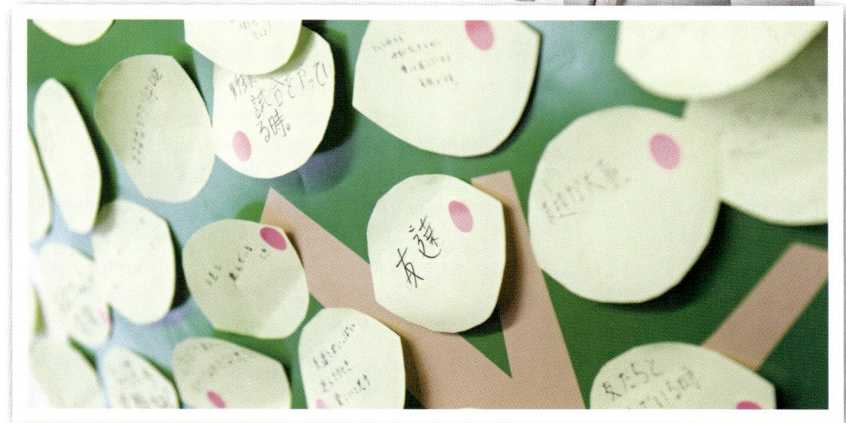

みんなも
考えよう！

　シールがついているのは、人と関わる中で、喜びを感じたり、生きがいを感じたりしている意見です。シールがついている葉っぱとついていない葉っぱ、どちらが多いと思いますか？

正解は、ついているほうです。

　仲野先生のバイクのように、自分だけの楽しみももちろん大切！　一方で、人間は、他者との関わりの中で、楽しさや喜びを感じることも大きいんです。そんなふうにわたしたちは、まわりの人とつながり合い、ささえ合いながら生きているんですよ。

ふりかえってみよう！

授業で学んだことをふりかえってみましょう。じっさいに授業を行ったクラスでは、次のような感想も出ました。

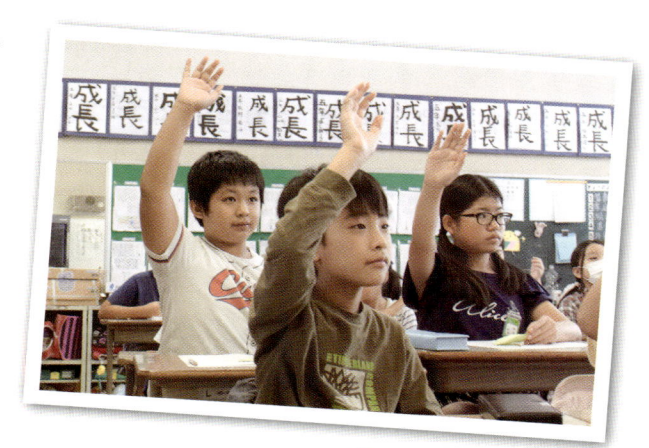

> 一度しかない人生だから、生きているうちにやりたいことを楽しんで、自分のやりがいのあること、生きてて良かったなって思える行動をしようと思いました。

> いのちは、つらいことがあっても捨ててはいけないということを、とても感じました。

> 人のいのちは、まわりの人と深く関わっていることがわかりました。

> いのちがあるから友だちと遊んだり、家族といっしょに話したりすることができるということを、あらためて知りました。

生きがいをもつことの大切さや、自分のいのちが家族や友だちなど、まわりのいのちとつながっていることがよくわかったという意見が多かったです。いのちの重み、生きることの大切さについて、考えるきっかけになったようですね。いのちのことをもっと知りたいという感想もありました。

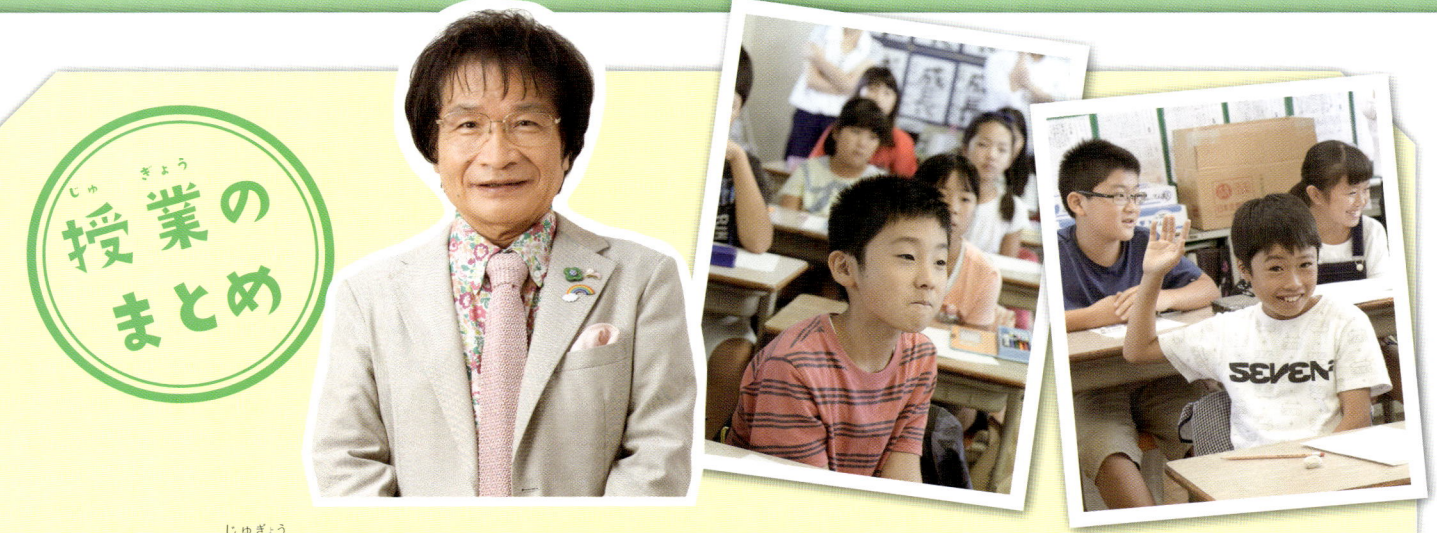

今回の授業では、生きていくために大切なものは何かを考えました。

たくさん運動したときに体がつかれるように、ときには心がつかれてしまうこともあるでしょう。そんなときでも、**楽しいこと、生きがいがあれば、心がホッとしていやされたり、元気やパワーがわいてきたりして、そのうちにきっとのりこえられる**はずです。

楽しみや生きがいは、人との関わりの中で感じることが多いということもわかりましたね。家族とも、友だちとも、意見がぶつかったり、けんかすることだってあります。心が傷ついたり、傷つけてしまったりすることもあるでしょう。それでも、喜びはだれかと分かち合えば何倍にもなります。悲しみは、だれかにそばにいてもらったり、聞いてもらったりするだけでやわらいでいきます。このように、わたしたちは他者と**ささえ合いながら生きているのです。**

いのち、ひとつひとつがちがっている。でもそのひとつひとつがつながりをもっている。**どのいのちも輝いている、かけがえのないいのち**なのだということを、けっしてわすれないでください。みなさんの心の中に、いつも「いのちの木」をえがいていてほしいと思います。

さて、次のページからいっしょに、「いのち」についてさまざまな角度から考えていきましょう。

1 いのちはどこから くるんだろう？

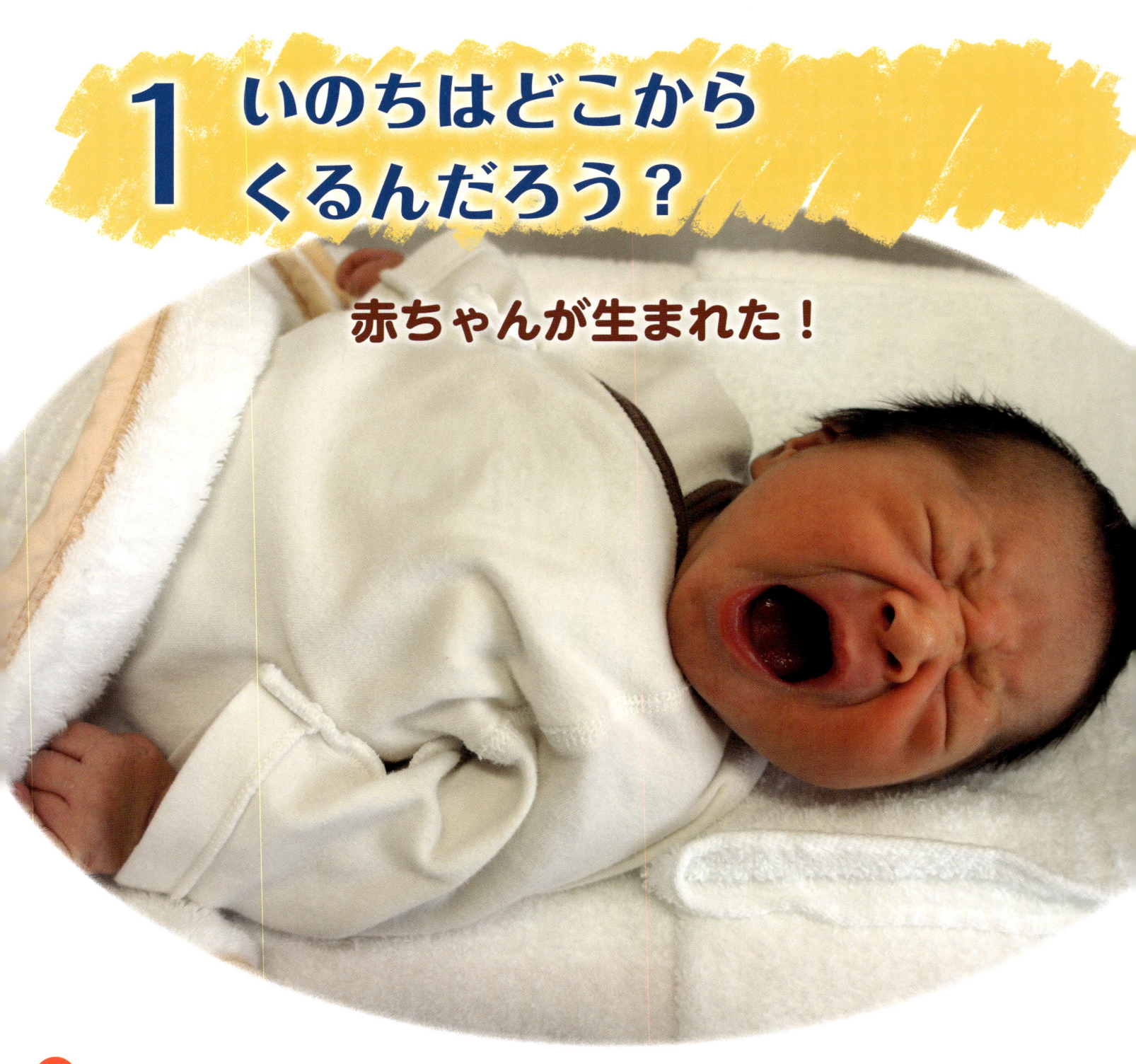

赤ちゃんが生まれた！

体全体で、力強く泣いている。

あなたもこんなふうに生まれてきました。
お母さんのおなかの中にいたときのことや
生まれた瞬間（しゅんかん）を覚（おぼ）えていますか?

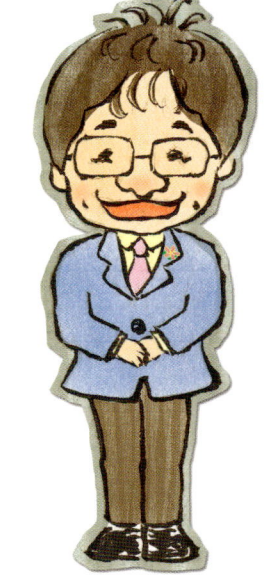

ふぎゃ〜〜

ふぎゃ〜〜〜

ほとんどの人が覚（おぼ）えていないですよね。
でもあなたは教えられてもいないのに、
一生けんめい泣（な）いて呼吸（こきゅう）をし、おちちをすい、
ふんばってうんちを出し、また泣（な）いて主張（しゅちょう）しました。
この生きる力はどこからわいてくるのでしょう。
あなたのいのちはどこからはじまったのでしょう。

これは、なんの写真かな？

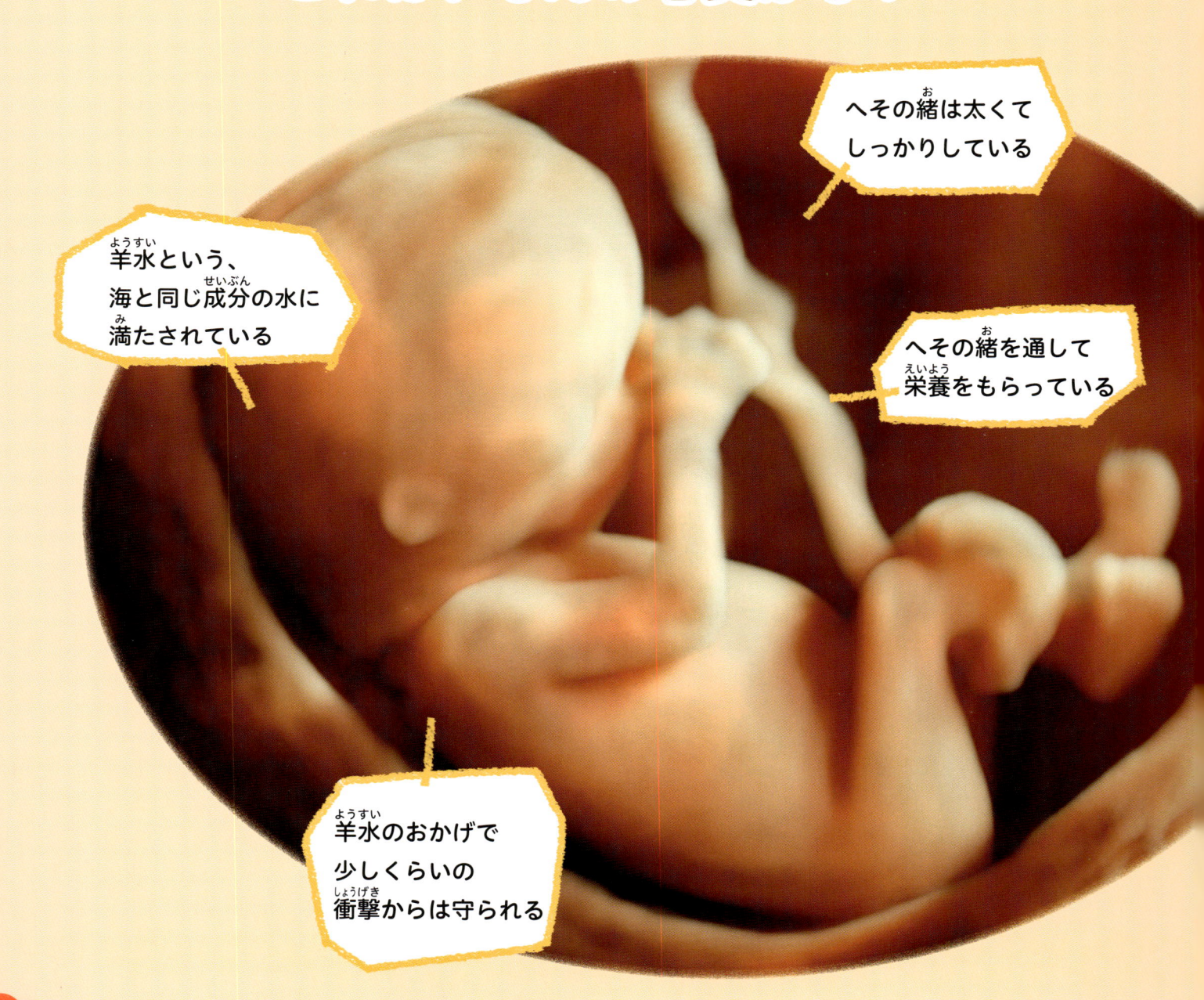

へその緒は太くて
しっかりしている

羊水という、
海と同じ成分の水に
満たされている

へその緒を通して
栄養をもらっている

羊水のおかげで
少しくらいの
衝撃からは守られる

24

ここは、お母さんの子宮の中。

お母さんのおなかの子宮にたどり着いて 12 週目の胎児の写真です。
胎児は、まだ生まれていない赤ちゃんのこと。
超音波を利用した機械の写真なので、細かい部分はぼやけて写りますが、
頭や手足がはっきりとしてきたことがわかります。大きさは 5 ～ 7cm くらい。
指にあった水かきのようなものがとれて 1 本 1 本に分かれ、
まぶたやくちびるもできてきます。

すごく
小さい手！

羊水はお母さんの体温
より、少し高い温度

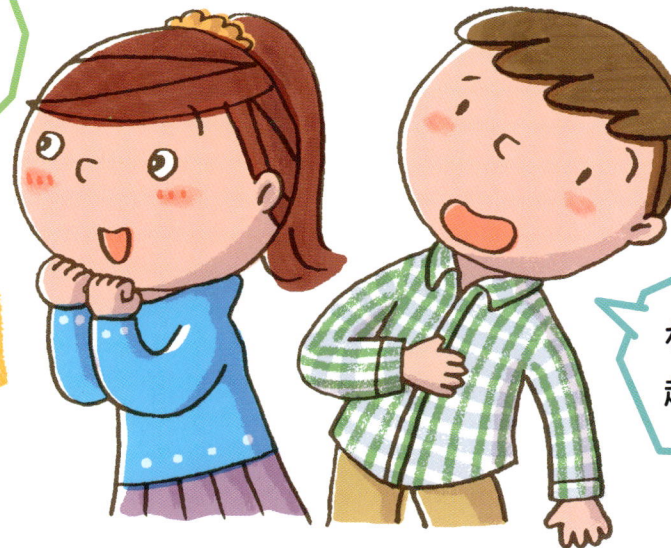

ねているのかな、
起きているのかな？

子宮の中では「羊水」という液体が入ったふくろの中にいるので、
胎児は息をすったりはいたりしていません。
生きていくために必要な酸素や栄養は、へその緒を通して
お母さんからもらっています。

おなかの中にいる間に、生まれてから外で生きていけるように
心臓や肺、消化器官などすべての器官がつくられてから生まれます。
それには 40 週くらいかかります。

３億分の１の奇跡

３億分の１って、ものすごく低い確率ですね。
なんの数字だと思いますか？

女の人の体にある卵子は、ひと月に１個だけが、
赤ちゃんのもとになる準備をします。
準備ができた卵子をめざし、約３億個の精子が
何か所ものハードルをこえていきます。とちゅうで
大部分の精子は死んでしまい、卵子のところまで
たどり着けるのは数百個。そのうちの通常、１個
だけが卵子の中に入りこめます。
これが**３億分の１**の確率です。

精子が卵子と出会うまで

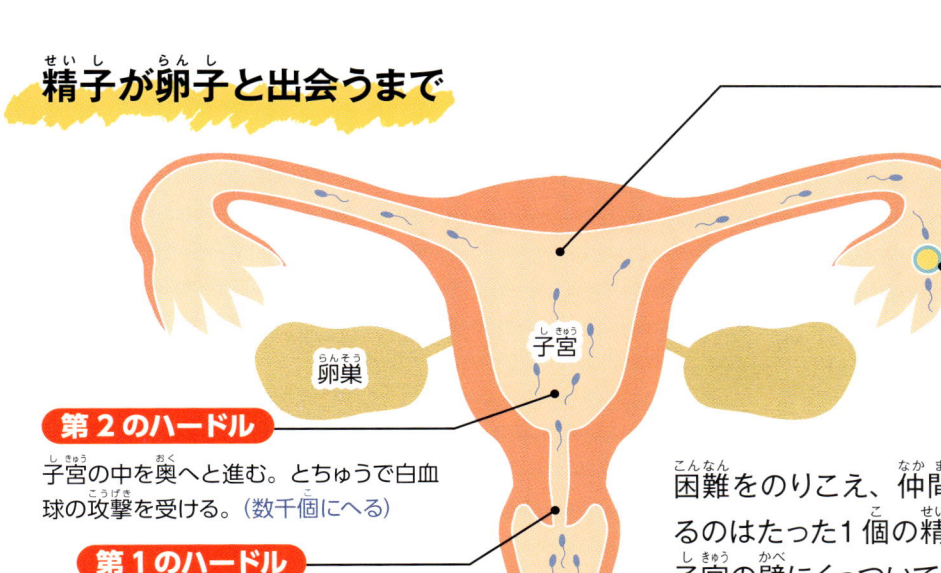

卵巣

子宮

第3のハードル
卵管は左右に分かれている。卵子が待つのはどちらか一方だけ。どっちへ行く？（数百個にへる）

第4のハードル
卵子にたどり着いた！　精子は卵子の中に入りこむため、みんなで力を合わせて卵子のまくをとかす。

第2のハードル
子宮の中を奥へと進む。とちゅうで白血球の攻撃を受ける。（数千個にへる）

第1のハードル
0.06mm しかない精子にとっても、子宮への入り口はとてもせまくて入りにくい。
（はじめは 3 億個）

困難をのりこえ、仲間と協力して、卵子といっしょになれるのはたった1 個の精子。そして受精卵が誕生。受精卵は子宮の壁にくっついて（着床）はじめて、妊娠となります。

もうそれだけで、奇跡！

ここにいるあなたは、特別な存在なのです。

お母さんのおなかの中で

受精卵
0.1mm 前後の大きさで、画用紙にさした針のあなくらい。

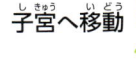

子宮へ移動

3週目
受精卵が子宮に着くころ。大きさはまだ1mm より小さいけれど 18 日目には脳の神経ができはじめるといわれているよ。

7週目
15mm ほどの大きさで、もう心臓ができて動いている。しっぽのようなものがある。

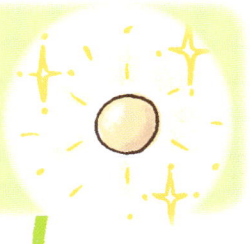

11週目
手足の指が分かれ、つめもはえはじめる。しっぽはなくなっている。

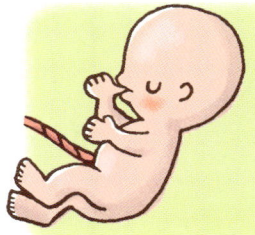

19週目
このころには、手や足もしっかりして性別もわかってくる。

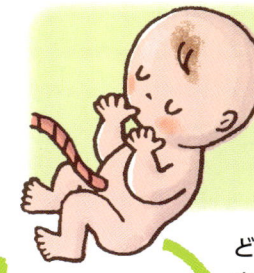

どんどん育って……

38週目
生まれる直前は身長 50cm くらい。手足をおり曲げてきゅうくつそう。

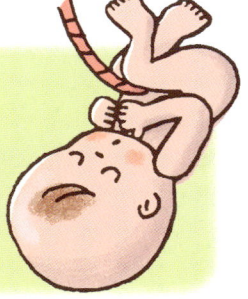

生まれる前から、
生まれた後の練習 !?

お母さんのあたたかいおなかの中で守られている赤ちゃんは、
ただねているだけだと思いますか？

何か考えているのかな？

何も考えていないのかな？

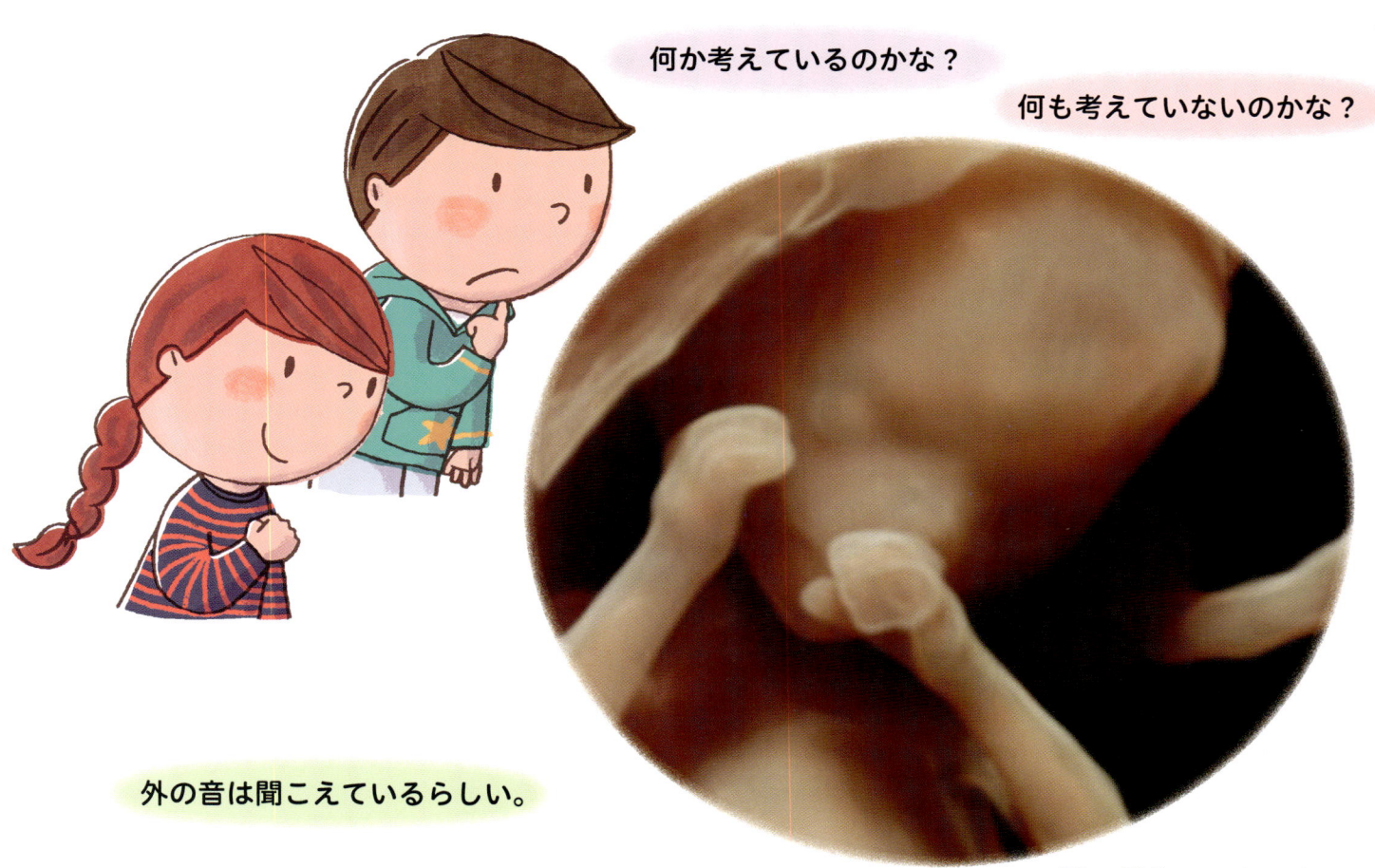

外の音は聞こえているらしい。

お母さんの声は特によく聞こえている。

指しゃぶりしているところを
とらえた超音波写真。

外のことは何もわからないはずだけれど、
もうこのときから、**生まれた後のための練習をしているんです。**
ちょっとびっくりしませんか？

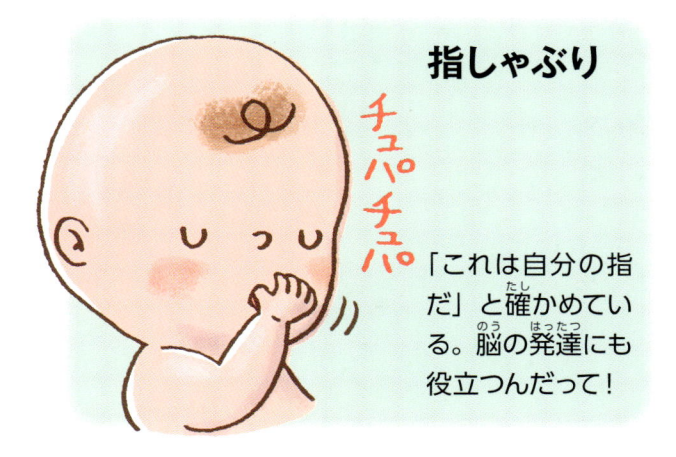

指しゃぶり

「これは自分の指だ」と確かめている。脳の発達にも役立つんだって！

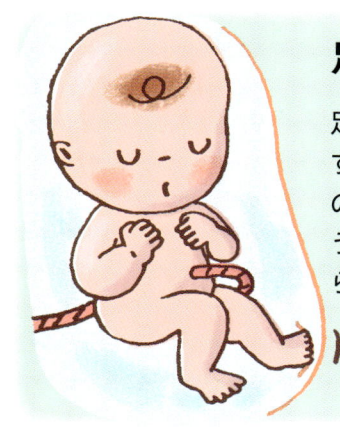

足を動かす

足を交互に動かしたりもするよ。これは歩くときのための練習。歩けるようになるのは生まれてから1年後くらいなのに！

羊水を飲む

へその緒から栄養をもらっているのに、わざわざ口から飲む練習をしているんだ。

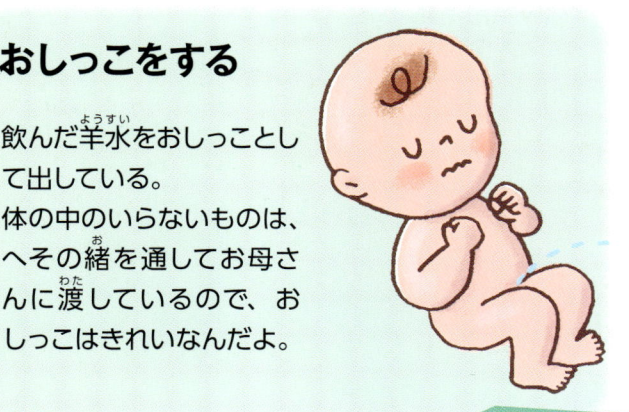

おしっこをする

飲んだ羊水をおしっことして出している。
体の中のいらないものは、へその緒を通してお母さんに渡しているので、おしっこはきれいなんだよ。

これらは、お母さんのおなかにいる間はまったく必要のない行動です。だれに教えられるわけでもなく、生まれた後のために、自分から練習をしているのです。

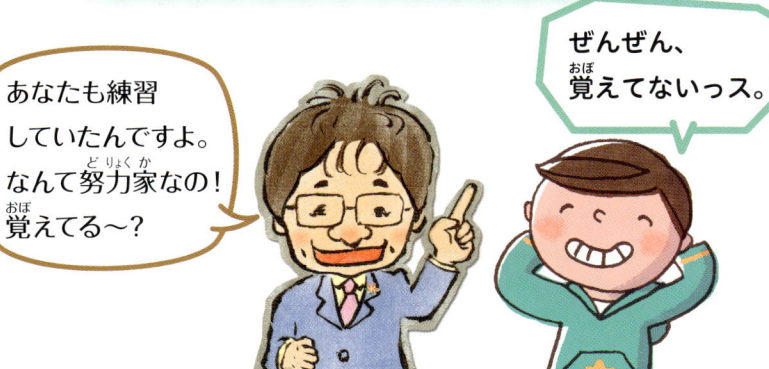

あなたも練習していたんですよ。なんて努力家なの！覚えてる〜？

ぜんぜん、覚えてないっス。

29

自分から生まれようとしたよ

お産というと、お母さんがとても苦しんで痛い思いをして赤ちゃんを産むというイメージです。たしかにお母さんは大変なのですが、同時に赤ちゃん自身も自ら生まれようと動き、せまい産道（生まれるときの通り道）から出るくふうをします。

生まれたいという、赤ちゃんのサイン

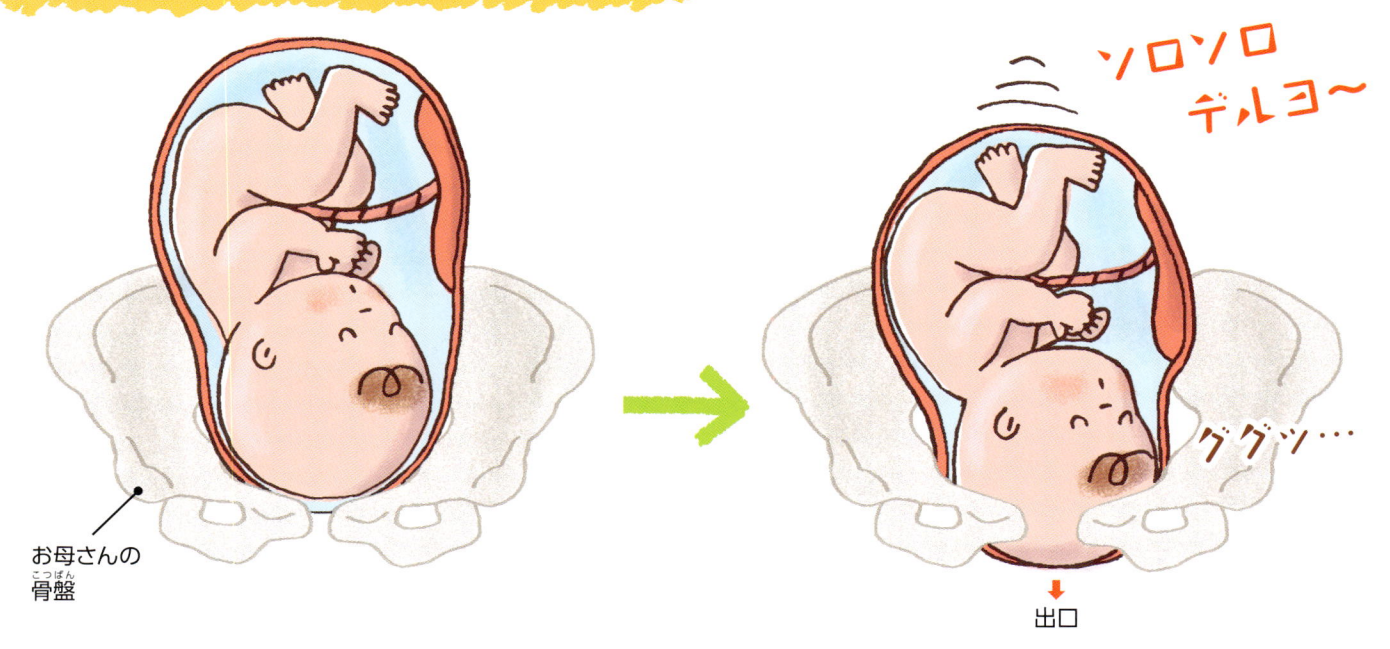

ソロソロ
デルヨ〜

ググッ…

お母さんの
骨盤

出口

赤ちゃんは十分に大きく育つと、お母さんのおなかの中でだんだんと下に向かって動きます。そして頭を出口にセット。お産のスタートを知らせる陣痛は、赤ちゃんが起こしているという説もあります。

産道から出る赤ちゃんのくふう

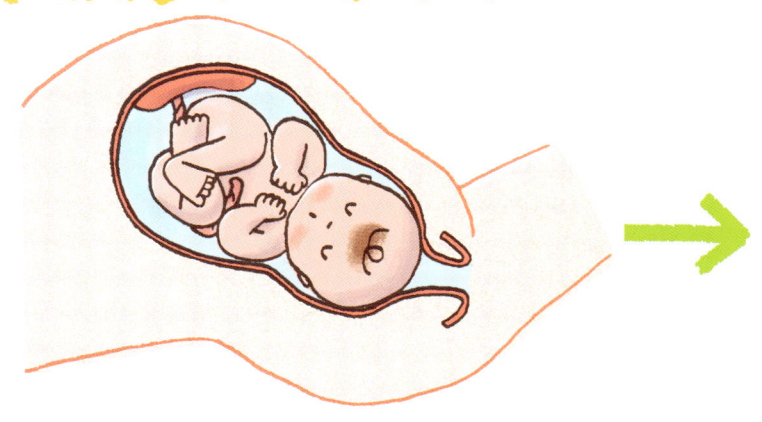

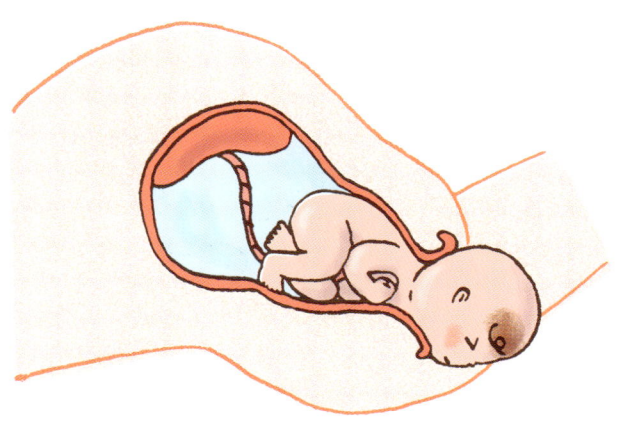

お母さんの骨盤の形に合わせ、自分の体を回転させながら産道に頭を入れていきます。

ようやく出口から頭が出ると、今までは引いていたあごを上げて、頭全体を出します。

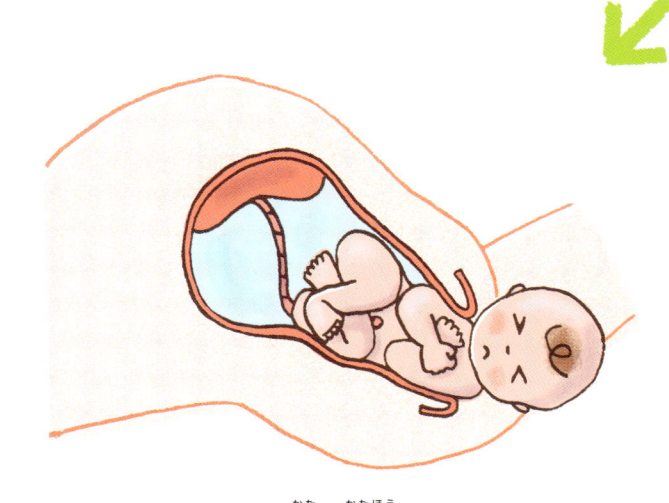

また横向きになって、肩を片方ずつ出していきます。肩まで出たら、あとはスムーズにおなか、足が出て誕生です。

頭の骨を変形させる赤ちゃん！？

頭蓋骨はいくつもの骨が組み合わさってできていて、生まれるときにはすき間があります。産道はとてもせまいので、骨を重ね合わせ、頭のサイズを小さくして通ります。生まれた後、成長とともに頭蓋骨も大きくなり、2歳ごろにはすき間はなくなります。

前

上から見たところ

後ろ

スゴ〜イ！

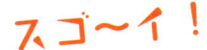

頭蓋骨を変形までさせて生まれてくるんだ！

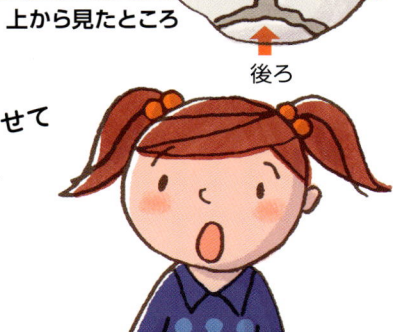

2 いのちがけで生まれてきたいのち

お母さんはいのちがけで出産(しゅっさん)をします

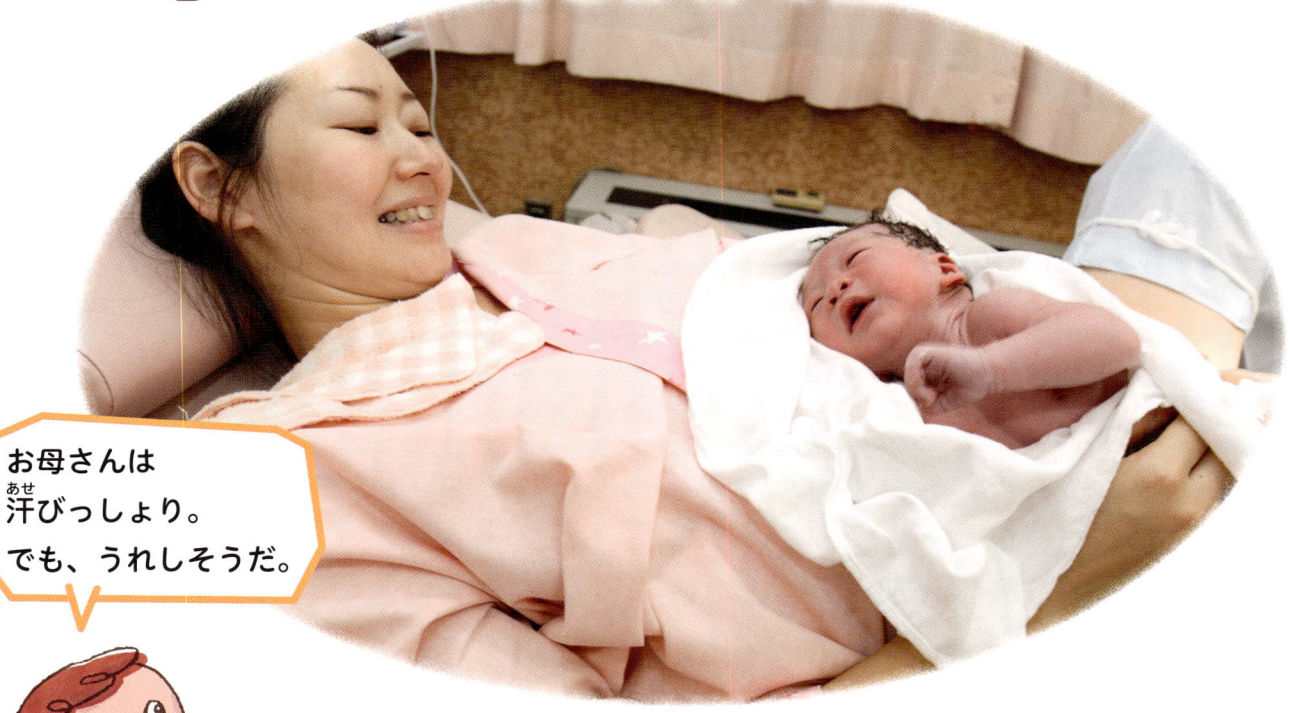

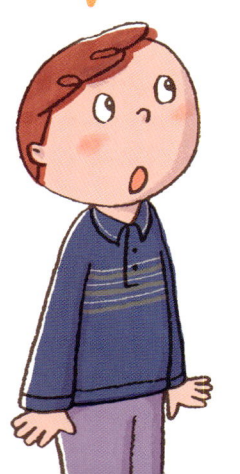

お母さんは
汗(あせ)びっしょり。
でも、うれしそうだ。

出産(しゅっさん)では、みんなが同じように無事(ぶじ)に生まれるわけではありません。ときにはお母さんや赤ちゃんがいのちを落とすこともあります。医療(いりょう)が発達(はったつ)した今の日本では、昔にくらべると助かるいのちが増えました。それでも出産(しゅっさん)は、お母さんも赤ちゃんもいのちがけであることにかわりはないのです。

赤ちゃんが生まれるとき、かならずお母さんのそばにいる人がいます。

それは助産師という職業の人です。

わたしは、田中佳子といいます。
看護師・助産師として大学病院で 20 年働いていました。今は病院での仕事のほかに、地域のお母さんたちのお世話をしたり、相談にのったりしています。

今まで 1000 人以上の赤ちゃんの誕生に立ち会ってきました。

助産師の大きな仕事は、お産のときお母さんが無事に赤ちゃんを産めるように、そばについていることです。おなかの赤ちゃんのようすをよく見て、赤ちゃんが生まれようとするタイミングをお母さんに教えます。赤ちゃんやお母さんが危険な状態になっていないかを注意深く見るのも助産師の仕事です。

大きな病院でも小さな病院でも、お産のとき、助産師はかならずいます。助産院といって、お医者さんがいなくて、助産師だけで出産にのぞむ場所もあります。

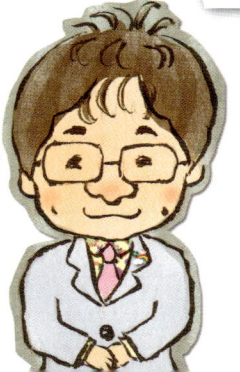

いのちが生まれる瞬間のことを、田中さんにお話ししていただきましょう。

助産師さんに質問！

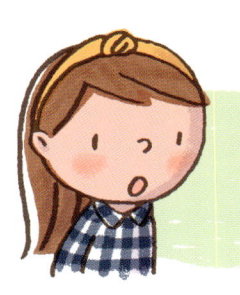

赤ちゃんが生まれるとき、
お母さんってどのくらい大変なのですか？

もし男の人が体験したら、気を失ってしまうくらい痛いんです。

でもね、女の人の体はそれにたえられるようにできていますから、気を失ったりはしません。

赤ちゃんが生まれるお産のとき、お母さんはぎゅーっとおなかが痛くなります。これを陣痛といいます。陣痛は波のようにやってきては消えていきます。

お産は人間がもともともっている能力（本能といいます）をはっきするとき。いつもはそっとかくしている感情もすべて出しきって、さけんだり、うなったりして痛みとたたかい、必死に赤ちゃんを産みます。

生まれた後は、体はぐったりとつかれていますが、さっきまでの痛みはもうありません。無事に赤ちゃんが生まれたうれしさと、ほっとした気持ちでしあわせに満たされています。

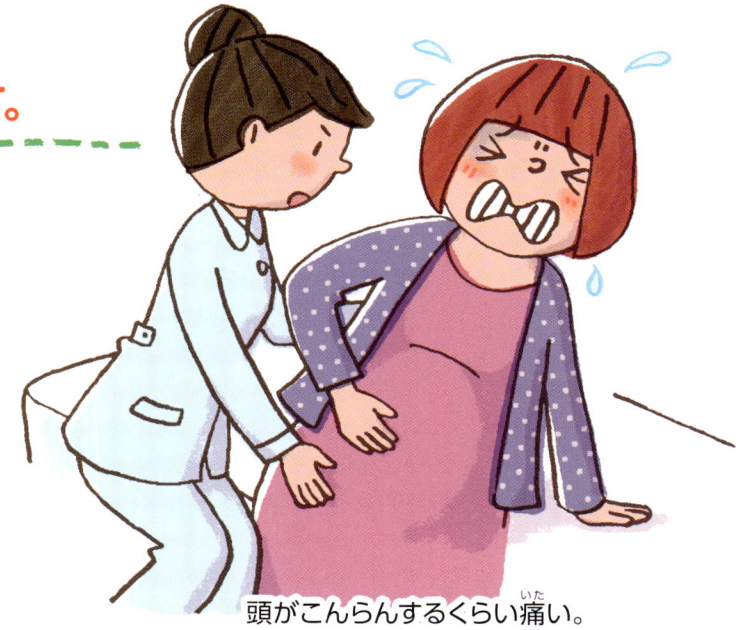

頭がこんらんするくらい痛い。
でもちゃんとまわりの声は聞こえている。

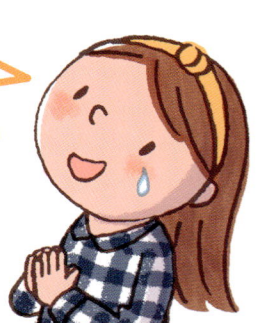

お母さんは
こんなに痛い思いをして
産んでくれたんだね。

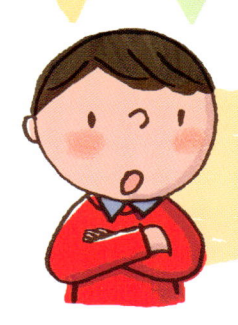

お産のとき、赤ちゃんも痛いのですか？

痛くはないけれど、生きぬくために必死です。

お母さんが陣痛とたたかっているとき、赤ちゃんに痛みはありません。お母さんのおなかの筋肉がぎゅっとちぢむので、中にいる赤ちゃんはだきしめられている感じがするそうです。

いざ外の世界へと出るとき、赤ちゃんは産道というとてもせまいところを通ります。赤ちゃんの体はぎゅっと押され、血液の流れがとだえたり、へその緒がからまったりして十分な酸素がいかなくなります。心臓の働きも弱くなるので、生と死がとなり合わせの状況です。でも、せまいところを通ることで、肺の中の水をしぼりだすことができます。そして、生まれたとたんに泣くことで肺に空気を入れて呼吸し、心臓を働かせ、生きる力を生みだします。

羊水から外に出た赤ちゃんは

肺は、呼吸をはじめます。

鼻は、おっぱいのにおいがわかります。

重力が、体にのしかかって重さを感じます。

室温は、少し寒く感じます。

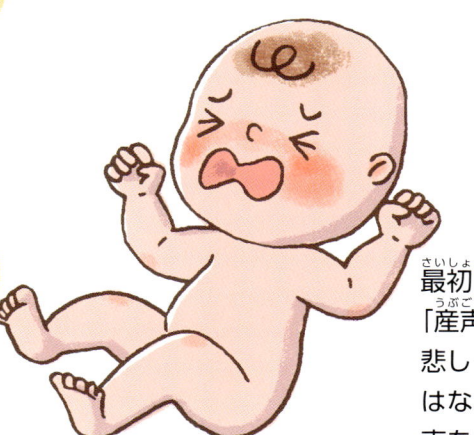

目は、光を感じてまぶしいです。

耳には、たくさんの音が入ってきます。

最初に出す泣き声を「産声」といいます。悲しくて泣いているのではなく、呼吸するために声を出しているのです。

あなたも、こんなにすごい変化をのりこえてきたのよ！

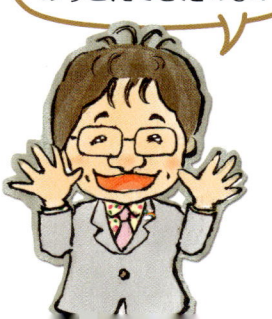

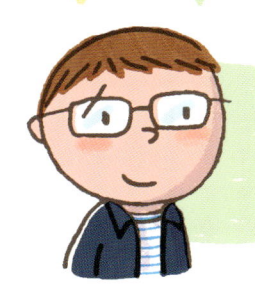

ぼくが生まれるとき、いのちが危なかったって
お母さんが言っていました。

お産はお母さんも赤ちゃんもいのちがけです。

自然にお産ができる場合ばかりではありません。お母さんも赤ちゃんもいのちがけです。たとえば、へその緒が、赤ちゃんの首に巻きついて出てこられなかったり、赤ちゃんの心臓が弱ってしまったり、お母さんが危険な状態になってしまったり、さまざまなことが起こります。こんなこともありました。

いのちのふしぎ

あるお母さんは、双子の赤ちゃんを産んだ直後に脳の中が出血してしまい、意識がなくなってしまいました。人工呼吸器をつけてベッドで眠ったままです。

わたしたちはお母さんのいのちを助けるために、できるかぎりのことを続けました。赤ちゃんにはお母さんのはだのぬくもりが必要です。眠ったままのお母さんの胸に赤ちゃんをのせ、おっぱいをすわせました。赤ちゃんがおっぱいをすうと、母乳が出るようになりました。赤ちゃんたちはお父さんに連れられて毎日病院に通い、元気におっぱいを飲み、お父さんは声をかけ続けました。

すると数か月後、お母さんの意識がもどったのです。その後はみるみる回復し、とうとう退院もできてふつうの生活ができるようになりました。このときわたしは、医療の力だけではなく、お母さんの「生きたい」、家族みんなの「生きてほしい」という、いのちの力を感じました。

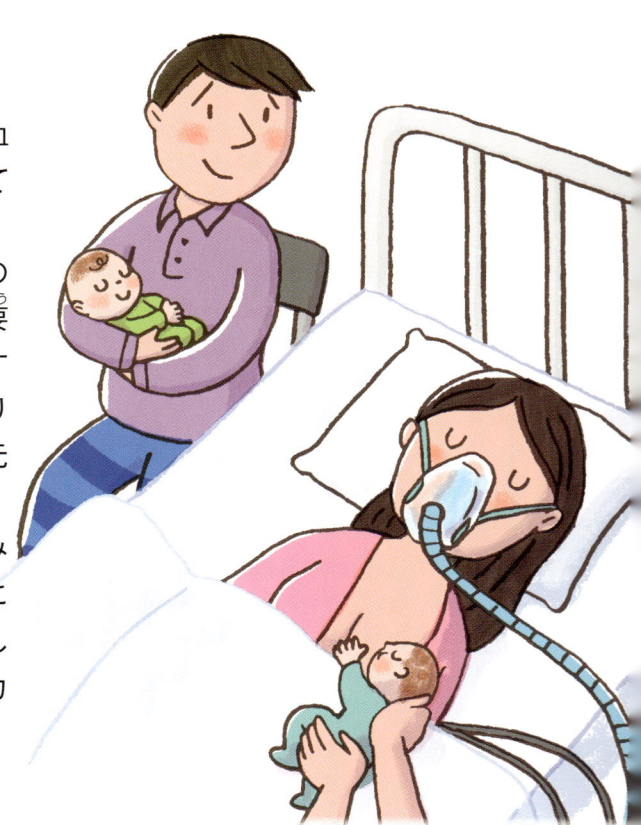

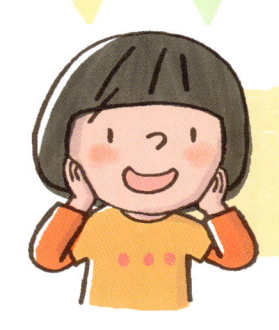

赤ちゃんが生まれるのに立ち会うのは、こわくない？

いつもこわさはあります。

いのちが生まれるときは、しあわせで、エネルギーに満ちた瞬間です。赤ちゃんの力強い産声を聞くとわたしも、ほっとした気持ちと感謝でいっぱいになります。でも同時に、出産は死ととなり合わせでもあります。だから、常にこわいなと思っています。

それでも、新しいいのちが生まれるためにわたしにできることがあるなら、ぜひやりたいという使命感をもってこの仕事をしています。

みなさんは奇跡をくりかえして、今ここにいます。

わたしはこれまでに、たくさんのいのちの誕生を見てきました。順調にお産ができた人もいれば、陣痛が3日間も続くという大変な思いをして産んだ人もいます。

いろんな人がいるけれど、赤ちゃんを産んで後悔したお母さんはひとりもいませんでした。みんな赤ちゃんが生まれてきてくれたことを喜んでいました。

あなたが生まれたときも、お母さんはうれしい気持ちでいっぱいになったはずです。

針の先ほどの小さな受精卵から、奇跡をくりかえし、お母さんの大きな愛情に守られて赤ちゃんは生まれてきます。

あなたが今、ここに生きているのはすばらしいこと。今、この瞬間を大事に生きてほしいですね。

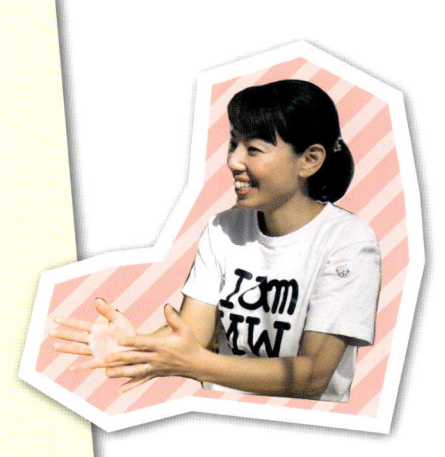

赤ちゃんはひとりでは生きられない。でも生きぬくワザをもっている !?

生まれたばかりの赤ちゃんは、自分では何もできません。ひとりぼっちにされてしまったら、生きていくことはできないのです。

でも赤ちゃんにはものすごい能力（のうりょく）がそなわっています。それは……

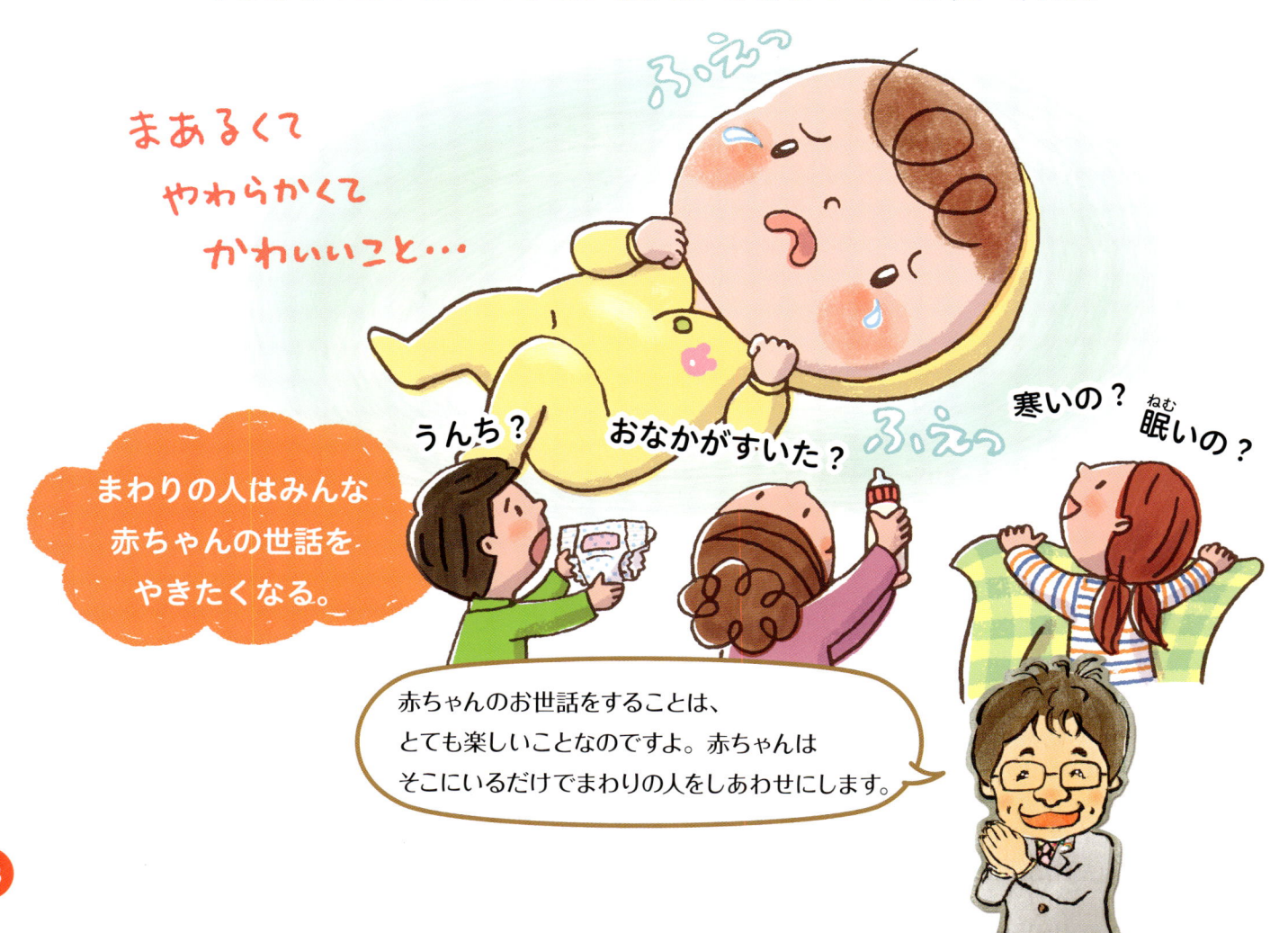

まあるくて
やわらかくて
かわいいこと…

ふえっ

ふえっ

まわりの人はみんな
赤ちゃんの世話を
やきたくなる。

うんち？

おなかがすいた？

寒いの？

眠（ねむ）いの？

赤ちゃんのお世話をすることは、
とても楽しいことなのですよ。赤ちゃんは
そこにいるだけでまわりの人をしあわせにします。

1歳のほかの動物とくらべると……

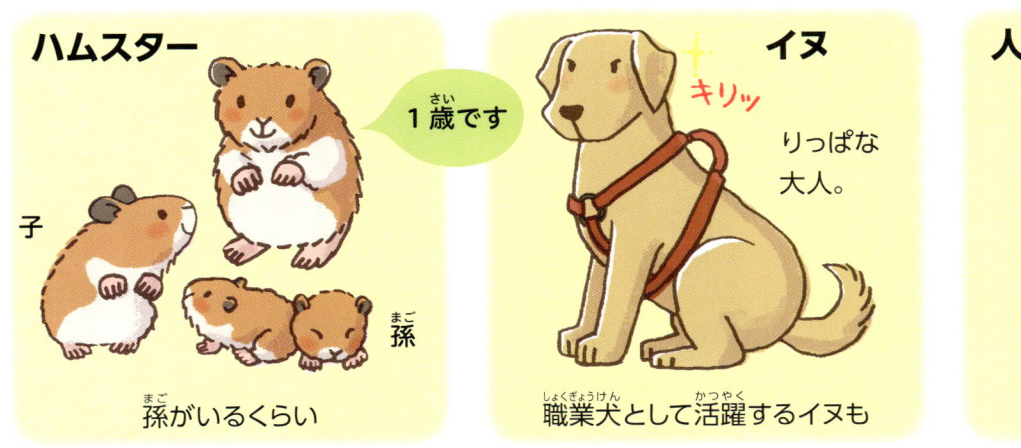

ハムスター

子

孫

1歳です

孫がいるくらい

イヌ

キリッ

りっぱな大人。

職業犬として活躍するイヌも

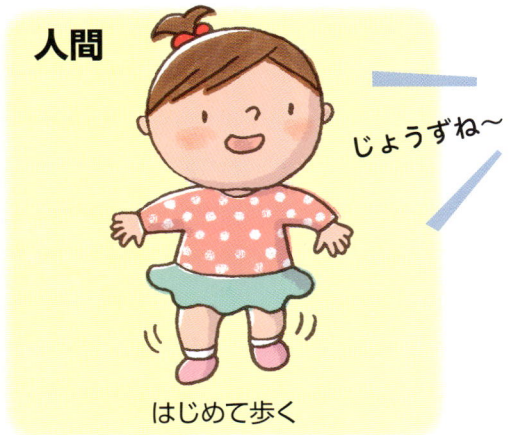

人間

じょうずね〜

はじめて歩く

人間は成長がおそく、自分の力で生きていけるようになるまでに長い時間がかかります。みなさんも、たくさんの人にささえられて、ここまで大きくなったんですね。

今まであなたをささえてくれた人、今ささえてくれている人を思い出してみましょう。どんな人にお世話になりましたか？

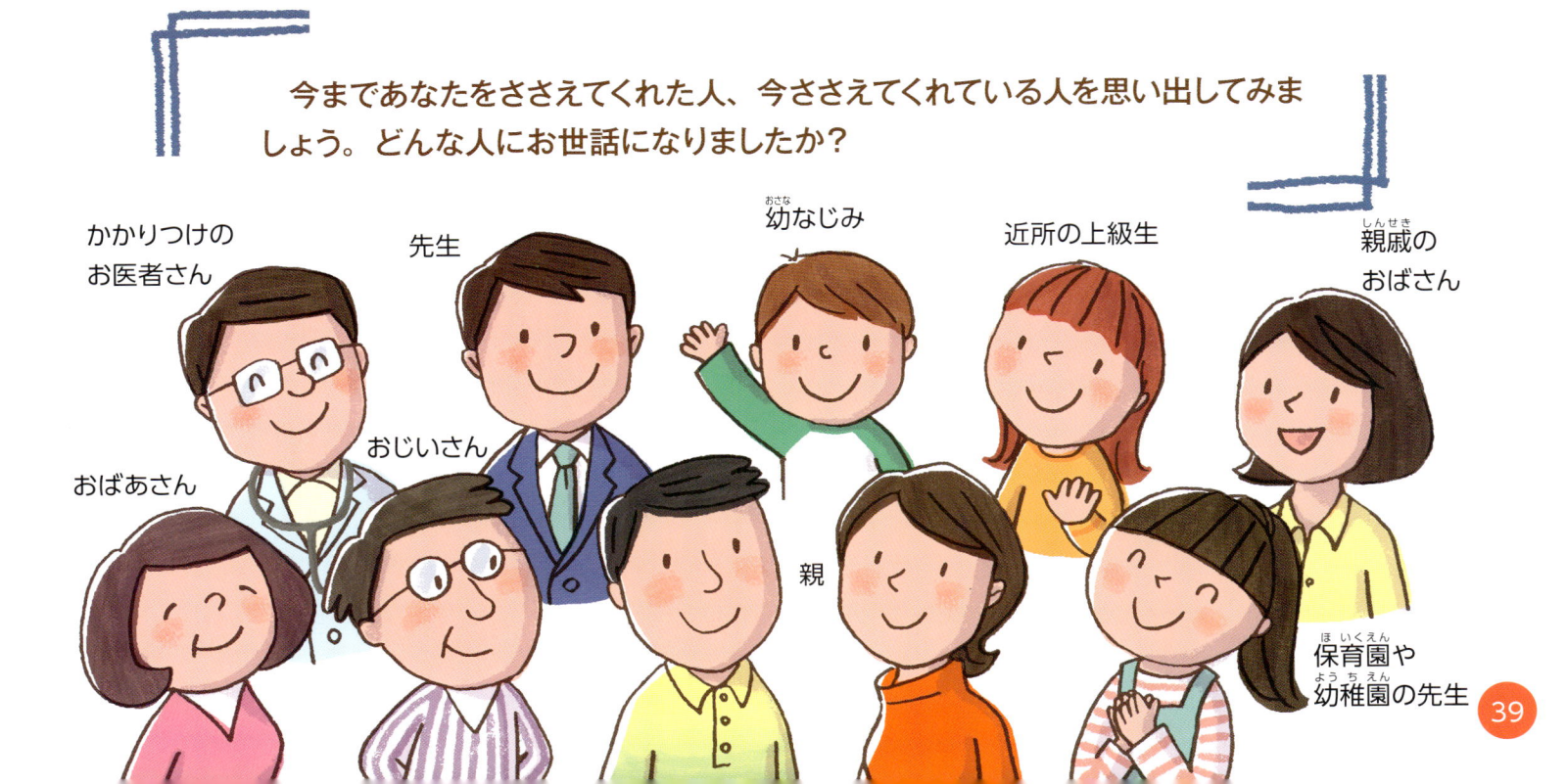

かかりつけのお医者さん

先生

幼なじみ

近所の上級生

親戚のおばさん

おばあさん

おじいさん

親

保育園や幼稚園の先生

3 いのちのリレー

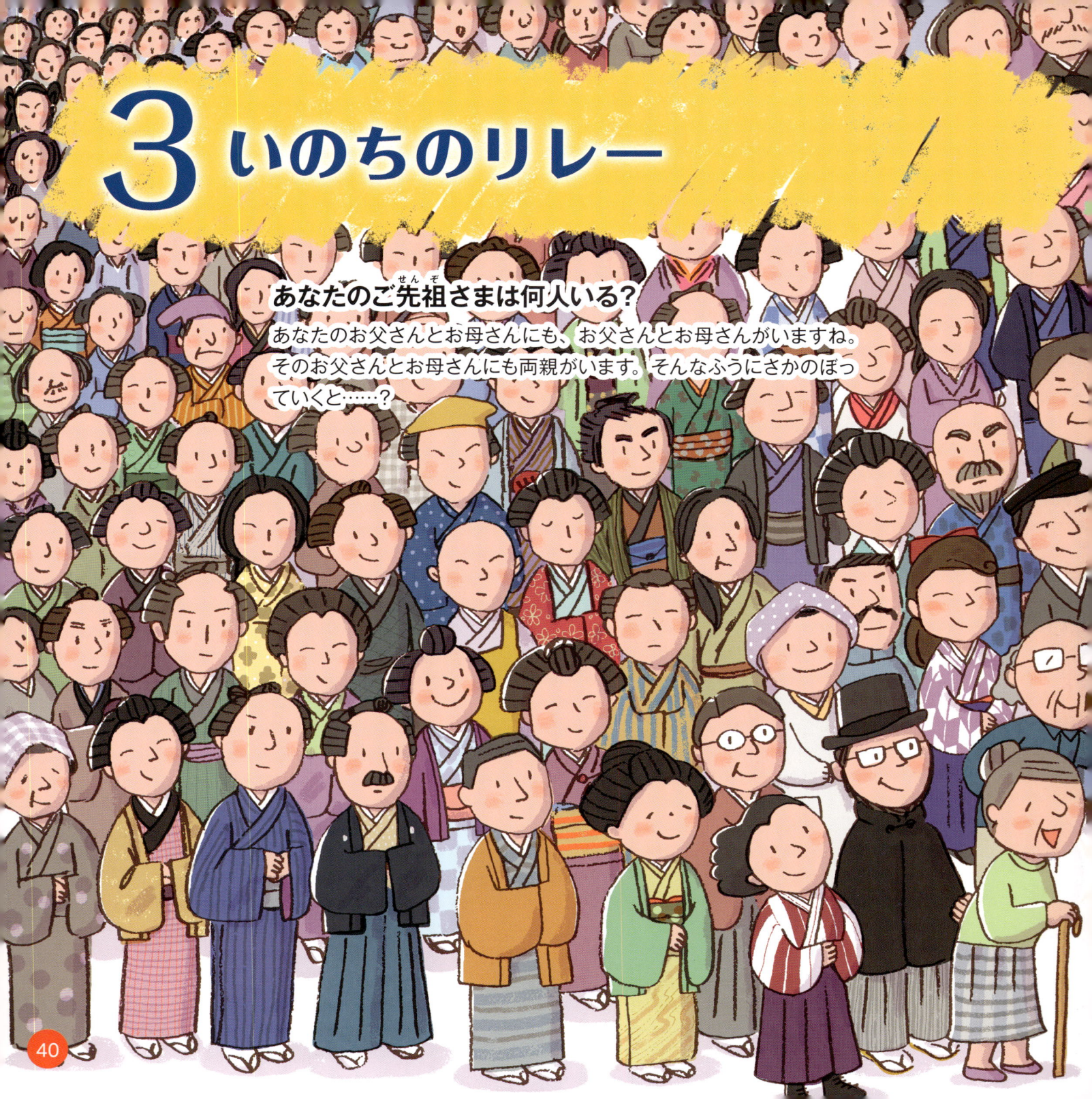

あなたのご先祖さまは何人いる？

あなたのお父さんとお母さんにも、お父さんとお母さんがいますね。そのお父さんとお母さんにも両親がいます。そんなふうにさかのぼっていくと……？

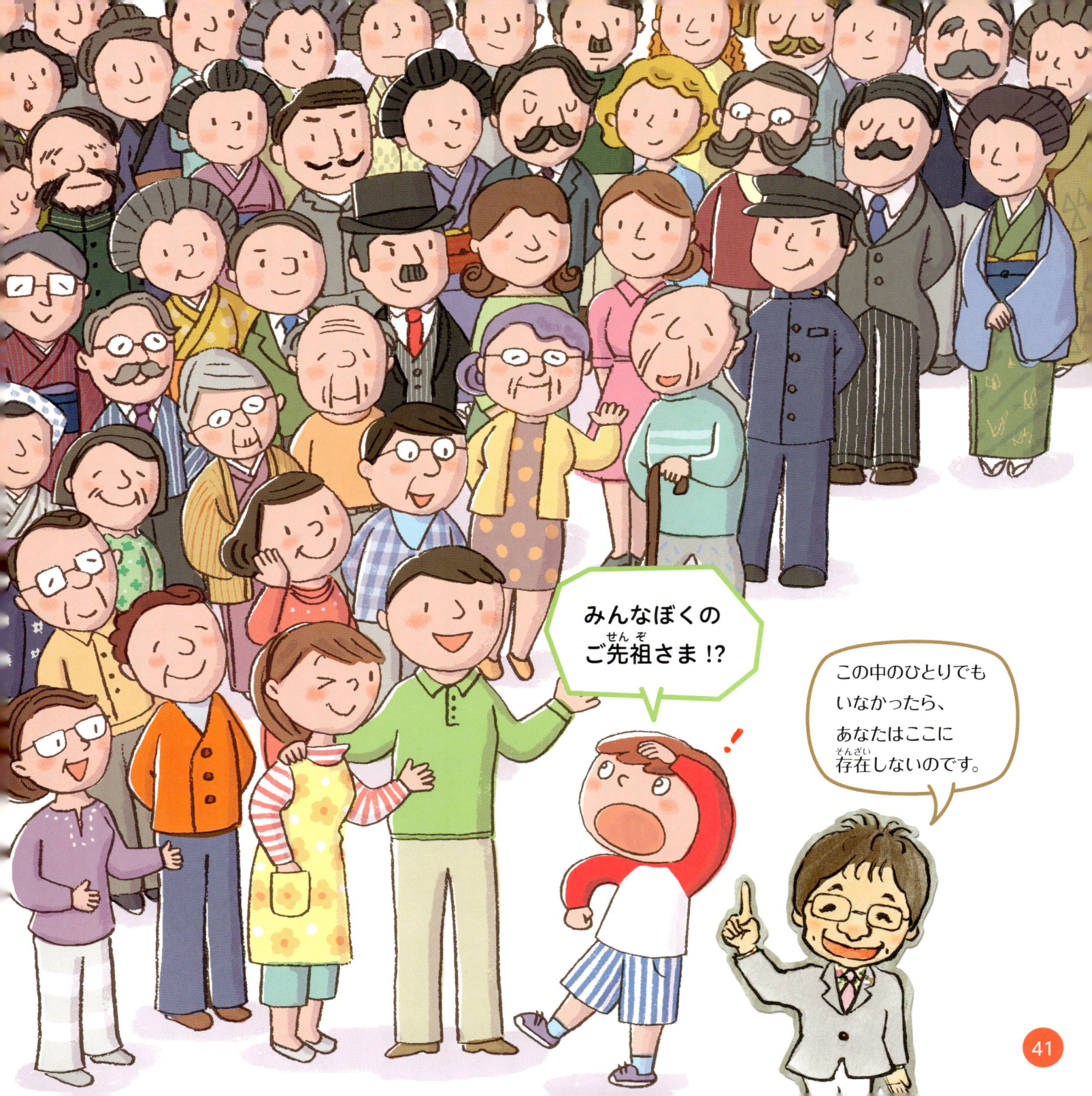

ご先祖さまを数えてみる

7世代前までさかのぼると

1世代前		2世代前		3世代前		4世代前		5世代前		6世代前		7世代前		
2人	+	2人×2	+	4人×2	+	8人×2	+	16人×2	+	32人×2	+	64人×2	=	**256**
両親		祖父母		曽祖父母		その両親		その両親		その両親		その両親		合計

仮に、全員30歳で子どもを産んだとすると、7世代前のご先祖さまは210年前、江戸時代の後半生まれです。

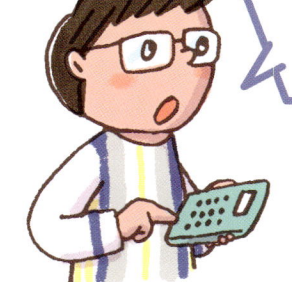

今の小学生の数、
約639万人に256人を掛けると
江戸時代の人口って
ものすごく多くなっちゃうよ。
大昔はどれだけいたの!?

江戸時代の日本の人口は約2500万人、石器時代の後期で220万〜300万人といわれています。

石器時代だと3万年くらい前ですから、大昔の人口はぼう大になりそうですが、じっさいにはみんなのご先祖さま同士は重なっています。

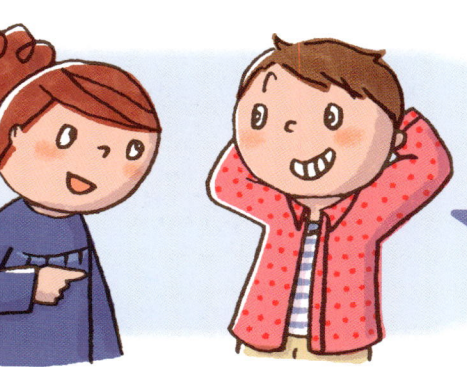

あなたとわたしは

遠い遠い
親戚かもね。

見た目や体質など、さまざまな特徴は両親の遺伝子を受けつぐことで決まります。でも、こうしてみると、あなたの半分がそっくりお父さん、半分がそっくりお母さんというわけではないことがわかるでしょう。たくさんのご先祖さまの遺伝子が引きつがれ、そのうえでまったく新しい遺伝子をもつあなたがいます。世界でたったひとつの存在として、今ここにいるのです。

あなたと同じ人間は、
世界中を探してもどこにもいません。
ほかの人にあなたのかわりは
できないのですよ。

「いのちのリレー」ということばを聞いたことがありますか?

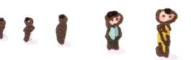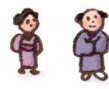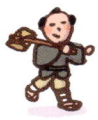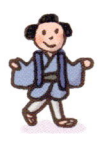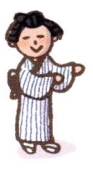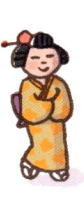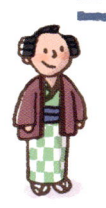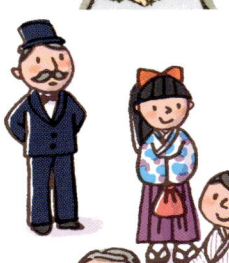

地球にいのちの火がともったときから連綿と、いのちはつながってきました。
たくさんのご先祖さまからのバトンを、今あなたはにぎっています。
あなたよりあとに生まれた人たちに、どんなバトンを渡しますか?

家族に教えられた
礼儀や習慣、知恵

学校で学んだ
知識や技術

人との間にめばえた
友情や愛情

失敗から
学んだ教訓

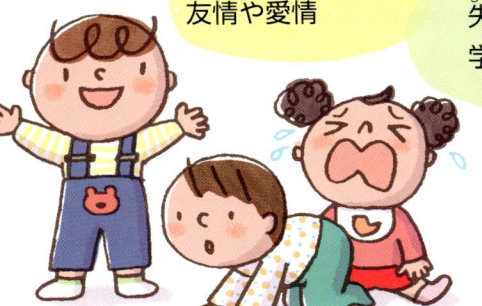

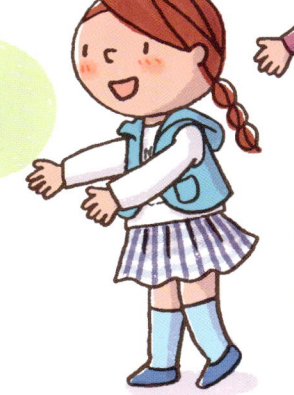

あなたがもっているものや、これから手に入れることを次の世代につなげていく。単なる遺伝子だけでなく、人が生きていくための知恵や勇気、経験を伝え続ける。それが、いのちのリレー。

43

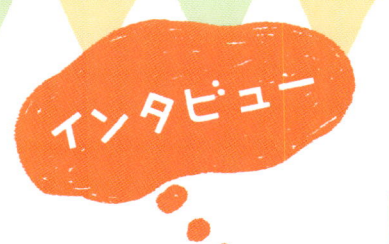

いのちと向き合う

　病院の中に、入院している子どものための教室があるのを知っていますか？　入院している間だけ通い、勉強をすることができる病院の中にある学校です。院内学級と呼ばれています。
　東京都品川区にある昭和大学病院の中にも「さいかち学級」という名前の院内学級があります。そこはこんな場所ですよ。

ようこそ！さいかち学級へ！

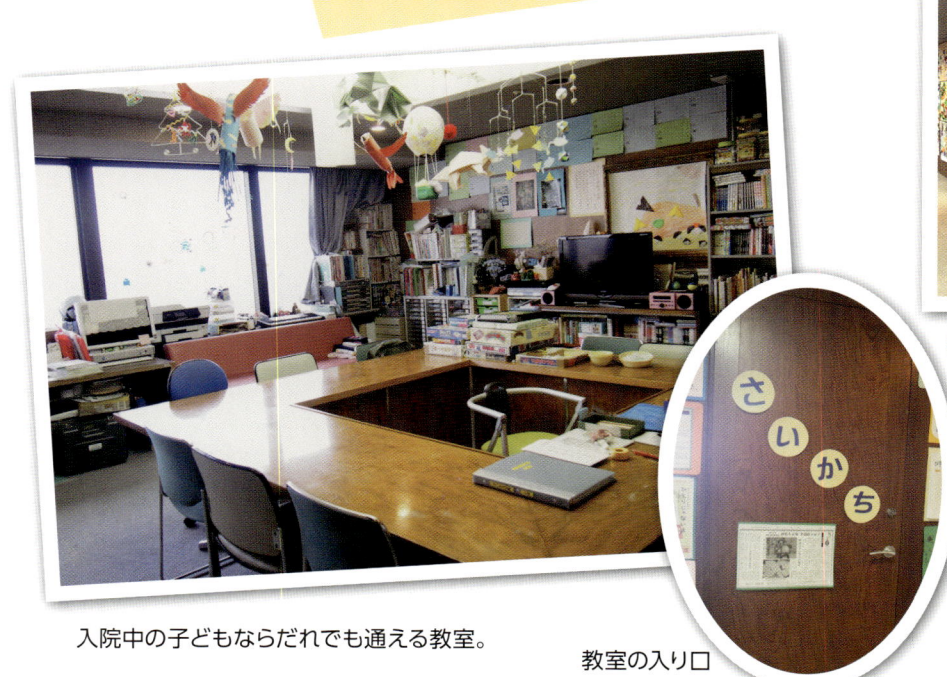

教室の前のろう下にはみんなの折り紙がたくさん！

入院中の子どもならだれでも通える教室。

教室の入り口

　入院している子どもの中には、病気やけがで動けずに教室まで通えない子どももいます。気持ちがしずんでしまったりして、教室まで行く気になれないこともあります。そんなときは……

こんな先生が病室に来てくれます！

こんにちは。

　ぼくは、さいかち学級を担当している副島賢和（そえじままさかず）といいます。みんなは「そえじ」って呼びます。この赤鼻のすがたは、ホスピタルクラウンといって、入院している子の心をなごませるためのクラウン（道化師）のかっこうなんです。

副島 賢和（そえじま まさかず）

プロフィール

1966 年、福岡県（ふくおか）生まれ。小学校教諭（きょうゆ）として 25 年間勤務（きんむ）。うち、2006 年から東京都品川区立清水台（とうきょうとしながわくりつしみずだい）小学校の分校の先生としてさいかち学級を担任（たんにん）。現在（げんざい）は昭和（しょうわ）大学大学院保健医療学研究科（ほけんいりょうがくけんきゅうか）准教授（じゅんきょうじゅ）。学校心理学士（しんりがくし）スーパーバイザー。ホスピタルクラウンとしても活動している。

入院している子の気持ち

　入院したときって、大人でも心細い。子どもはなおさらです。検査（けんさ）は痛（いた）いかな、いつ治（なお）るかなって不安（ふあん）もあります。入院一日目は、家族が帰った後の心細さで頭がいっぱいかもしれない。

　ぼくは、病室のまわりをなんとな〜くうろうろします。こんなめだつかっこうだから、「なんだろう、あの人」って、みんな気になります。

　そのうちに、病室に入っていってあいさつをします。「気が向いたらさいかち学級に来てね」と言ってその日は終わり。次の日にまた顔を見に行きます。そうしていると、なんだか楽しそうかも、と学級をのぞきに来てくれるんです。

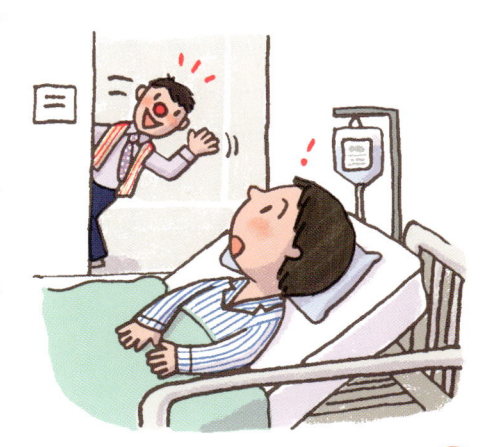

患者でいることが最優先

　病気やけがで入院している子どもたちには自由がありません。外に行けない不自由さだけではありません。自分の感情にふたをして、心の自由もなくしてしまうことがあります。

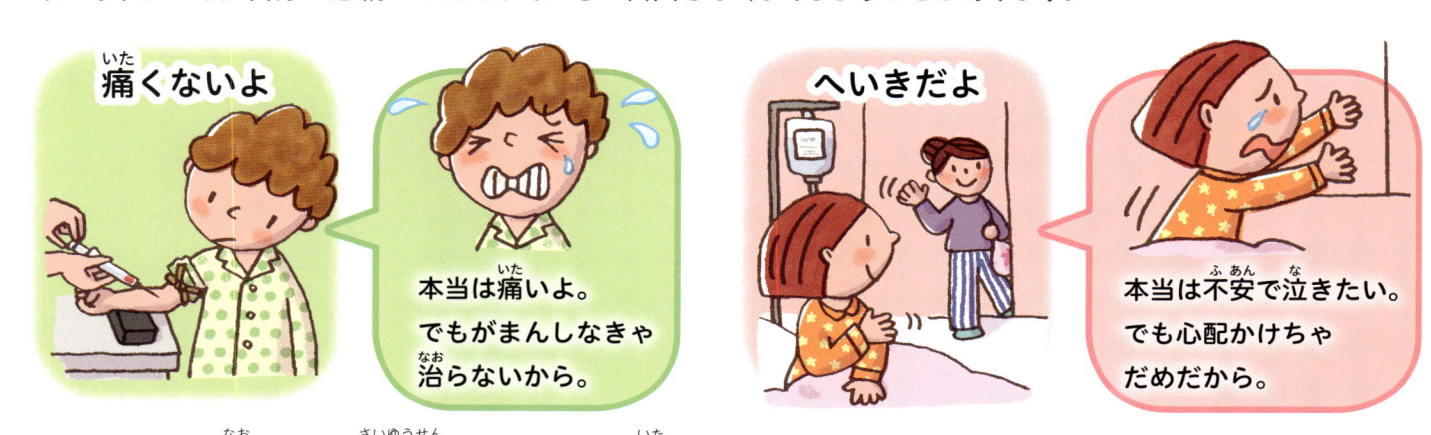

痛くないよ

本当は痛いよ。
でもがまんしなきゃ
治らないから。

へいきだよ

本当は不安で泣きたい。
でも心配かけちゃ
だめだから。

　病気やけがを治すことが最優先だから、本当は「痛いのはいやだ」「お母さん帰らないで」って言いたいけれど、ぐっとガマンします。すると、いつのまにかエネルギーがへってしまいます。さいかち学級に来たばかりの子に「さあ、勉強、工作、ゲーム、何がしたい？」と聞くと「なんでもいい、先生が決めて」というこたえが返ってくることが多いです。何かをしたいと思うエネルギーさえもなくしている状態なんです。

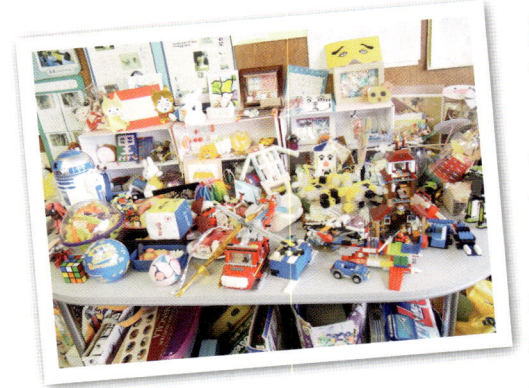

棚いっぱいにかざられた
みんなの作品。

勉強や遊びでエネルギーをためる

　入院しているのに、勉強するの？　治って元気になってからすればいいのに？　って思うかな。でもね、入院しているときこそ、勉強してほしいってぼくは思っているんだ。

　みんなは勉強していて、問題が解けると「やった！」って思うよね。工作が完成すると「よし！」ってうれしい気持ちがわいてくる。友だちと遊べばわくわくしたり、楽しい気分になったりします。そうやってみんなはエネルギーを自分でつくっています。それは入院中の子も同じです。そうやってエネルギーがたまると、治療に向かう力もわいてくるんです。

マイナスの気持ちも大切

　さいかち学級では、いい患者（かんじゃ）でいることをちょっとだけ横に置（お）いて、安心して自分の気持ちを出してもらいます。治療（ちりょう）がいやだ、検査（けんさ）がこわい、治（なお）るか不安（ふあん）だなという気持ちも「全部出していいよ、おさえこまないでいいんだ」と言っています。いろんな気持ちをもつことも、エネルギーになるからです。

　ぜひ知ってほしいのは、マイナスと思われている気持ちやことばのうらには、それをなんとかしたいという気持ちがかくれているということ。だから「助けて」って言っていいのです。

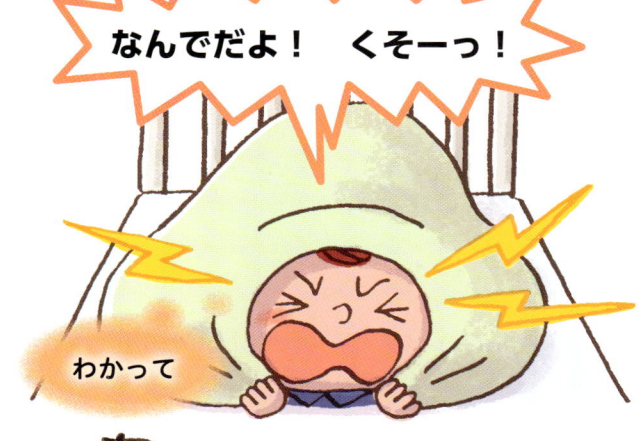

なんでだよ！　くそーっ！

わかって

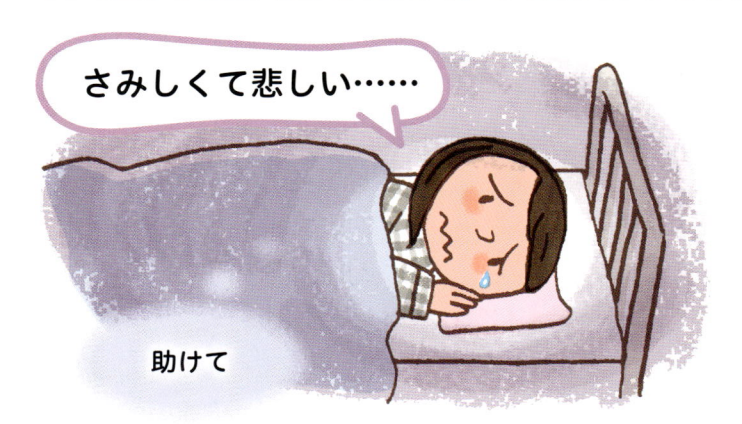

さみしくて悲しい……

助けて

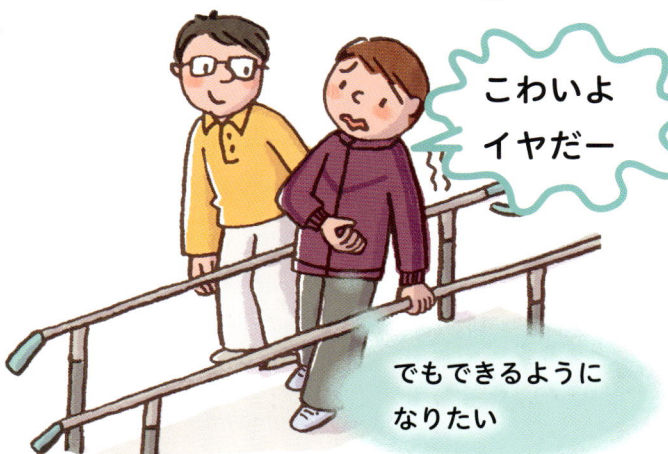

こわいよ
イヤだー

でもできるように
なりたい

これって、みんなも同じだよね？

失敗（しっぱい）したっていい

　ところできみは、どんなときに「失敗（しっぱい）した」って思うかな。算数の問題が解（と）けなかったとき、友だちにひどいことばを投げてしまったとき、学校でしかられたとき……。けがをした子、病気になった子はそれだけで「失敗（しっぱい）した」と思ってる。

　さいかち学級はいくらでも失敗（しっぱい）していい場所にしています。だから新しいことに挑（ちょう）戦（せん）しようって思えます。そして、失敗（しっぱい）したとしても、それをいい経験（けいけん）に変（か）えていきます。

47

ぼくは幸せ

こんなことに気づいた子がいました。

重い病気があり、小さなころから入退院をくりかえしていた子でした。6年生のある日、久しぶりに退院できることになり、書いた詩です。

彼はとても明るくてやさしい子でした。小学校の同じクラスの子がいじめにあっていると聞いたときは、入院中にもかかわらず「こんなところにいる場合じゃない。早く退院させろ」とおこり、ぼくをびっくりさせました。

入院している子たちみんなが彼のことを大好きでした。なんでだろう、と彼をよく観察してみてわかったことがあります。彼は元気のない子がいるとそばにそっとよりそっていました。

彼はつらい経験をたくさんしてきたから、元気がないときにどうしてほしいのか、わかっていたのかもしれません。

詩「ぼくは幸せ」

ぼくは幸せ

お家にいられれば幸せ
ごはんが食べられれば幸せ
空がきれいだと幸せ

みんなが
幸せと思わないことも
幸せに思えるから

ぼくのまわりには
幸せがいっぱいあるんだよ

いのちは「1」

ぼくはだれのいのちも「1」だと思うことにしています。いのちは長ければいい、短いからだめということではなく、1あるいのちをどうきざむかのちがいだけなのだと。100をこえてなお、すてきにきざんでいく人もいるし、12を深くきざんでいった人もいます。

「ぼくは幸せ」を書いた1か月後、彼は亡くなりました。ぼくは彼と約束をしていました。「先生、ぼくが大きくなったら、病気の子も安心していられる場所をいっしょにつくろうよ」。今も彼との約束をはたそうとがんばっています。

ひとりぼっちじゃないよ

　入院していると、ひまです。家族とはなれてひとりでベッドにねていると、よくなるのかなあ？　友だちは今ごろ遊んでいるのかな？　いろんなことを考えて落ちこんでしまいます。

　そんなときに、勉強したり、何かをつくったり、たのまれごとをしたり、自分にできることがあると、気持ちをきりかえることができます。さいかち学級は、ひまにならないための居場所でもあります。

　入院していなくても、大人でも、ひとりぼっちはつらいです。そんなときに安心できる、ひまにならない居場所があるといいなと思います。

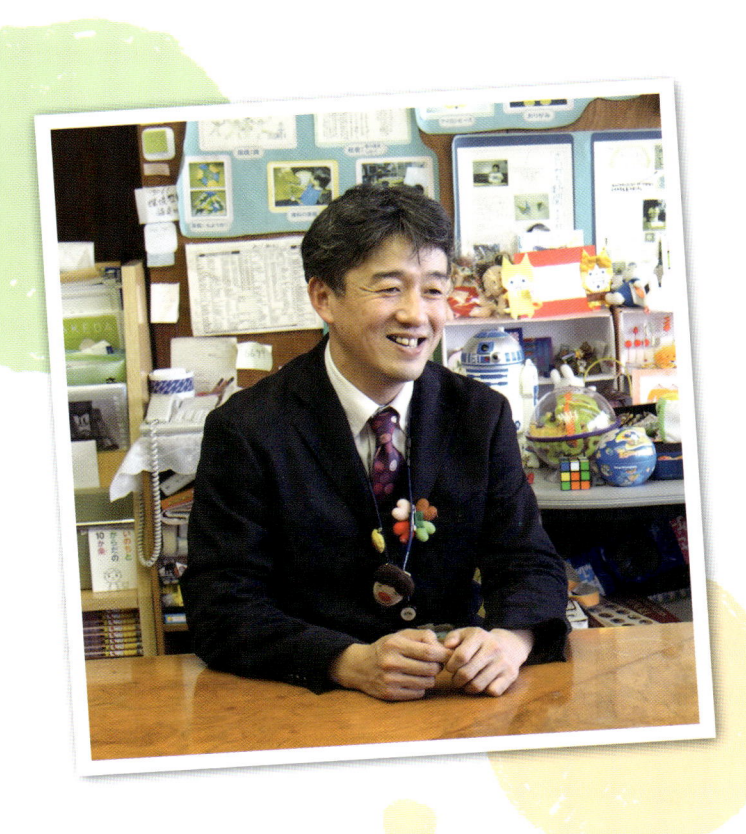

友だちのことを見てみよう

　クラスのとなりの席の子、きみのすぐ近くにいる友だちのようすを見てみてください。にこにこしていたら、いっしょに喜んでください。おこっていたり、悲しそうにしていたら、その奥にある気持ちを想像してみてください。元気がないときは、そっとそばにいてあげられたら、いいですね。

4 いのちについて考え続ける

　人間はずっと昔から、いのちについて考えてきました。「いのちってなんだろう」「わたしはなんのために生きているんだろう」。みんながそうだと思える、正しいこたえはありません。それでもみんな、考え続けています。ここでは、いのちについて考えた人の印象的なことばを紹介しましょう。

もっとも大切なことは、
生きることではなくて、よく生きることである

――古代ギリシャの哲学者　ソクラテスのことば（紀元前 399 年）

　不正な裁判によって死刑を言い渡されたときに友人に語ったことば。よく生きるということがわからないなら、よく生きるとはどういうことかを考え続けることが価値のある人生だとも。

　浄土真宗をひらいたとされる親鸞の仏教についての大作『教行信証』の最初に書かれていることば。

難思の弘誓は難度海を度する大船、
無礙の光明は無明の闇を破する慧日なり
（人生は苦しみのたえない海のようなものだが、大きな船に乗り、明るい気持ちでわたっていこう）

――僧　親鸞『教行信証』（1224 年）より

わたしたちが生きることから何を期待するかではなく、
生きることがわたしたちから何を期待しているかが問題なのだ

——心理学者・精神科医　ヴィクトール・Ｅ・フランクル『夜と霧』（1946 年）より

多くの人がころされた強制収容所から
生きてもどったフランクルは、生涯をか
けて人びとに生きる勇気をあたえ続けた。

人生とは、人生以外のことを
一生けんめい考えているときにあるんだ

——イギリスのミュージシャン　ジョン・レノン　『Beautiful boy』（1980 年）の歌詞より

『Beautiful boy』は息子
ショーンのためにつくった歌。

すずと、小鳥と、それからわたし、
みんなちがって、みんないい

——詩人　金子みすゞ（1903 〜 1930 年）
「わたしと小鳥と鈴と」より

すべてのいのちを大切に
思うみすゞの、やさしい気
持ちにあふれていることば。

生きること、今、生き
ていることのすばらしさ
を伝えている詩。

いま生きているということ
鳥ははばたくということ
海はとどろくということ
かたつむりははうということ

人は愛するということ

あなたの手のぬくみ
いのちということ

——詩人　谷川俊太郎「生きる」（1971 年）より

あなたの心に響いたことばはありますか？
「なんのことだろう」と思ったことばも
あるかもしれません。意味を考えたり、
人に聞いてみたりするのもいいでしょう。
何度もかみしめたことばは、いつか、
あなたの宝物になっているかもしれないですね。

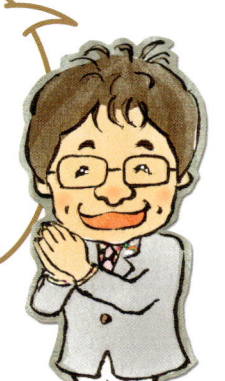

5 いのちを守る

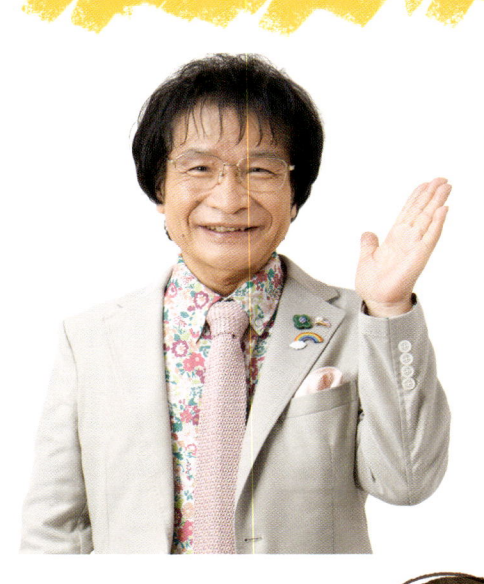

みなさんに紹介したい校歌があります。岩手県釜石市にある釜石小学校の校歌です。どんなことを感じますか？

しっかりつかむ　しっかりつかむ
まことの知恵を　しっかりつかむ
困ったときは　手を出して
ともだちの手を　しっかりつかむ
手と手をつないで　しっかり生きる

生きるってことばが
何回も出てくるね。

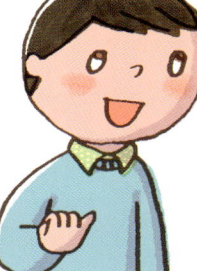

あれっ、歌詞に
学校の名前が
入っていないよ。

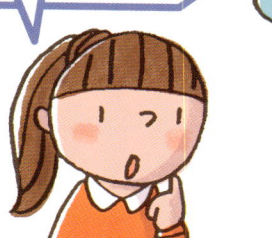

いきいき生きる　とか
はっきり話す　とか、
リズムがいい！

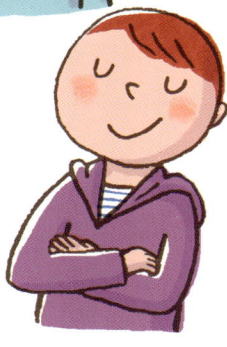

みんなではなく
自分のことを
歌う感じがする。

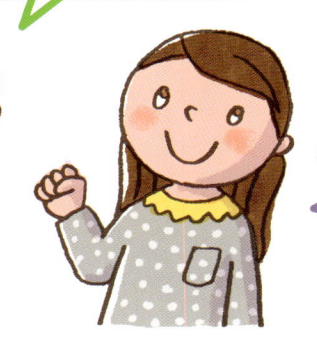

釜石小学校校歌

作詞　井上ひさし
作曲　宇野誠一郎

いきいき生きる　いきいき生きる
ひとりで立って　まっすぐ生きる
困ったときは　目をあげて
星を目あてに　まっすぐ生きる
息あるうちは　いきいき生きる

はっきり話す　はっきり話す
びくびくせずに　はっきり話す
困ったときは　あわてずに
人間について　よく考える
考えたなら　はっきり話す

「生きる」ということばが6回も出てきますね。この歌詞は作家の井上ひさしさんが書いたものです。自立や人とのつながりの大切さを、短く、力強いことばで、みごとにまとめています。すべての小学生に歌ってほしい歌詞です。

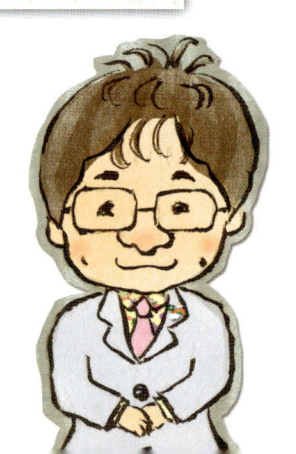

生きのびること、いのちを守ること

震災が起こったその日

　東日本大震災が起こった 2011 年3月11日、東日本の各地を地震の大きなゆれがおそい、北海道から関東の太平洋沿岸へ大津波がおしよせました。岩手県の海辺のまち、釜石市の被害も大きく、人口約4万人のうち、1000 人を超える人が亡くなったり行方不明になったりしました。

釜石小学校は釜石湾の奥、海から 1km の高台にある。

釜石小学校

釜石市　　釜石湾

　釜石小学校は高台にあるため、被害は受けませんでした。でもその日は午前授業で、地震が起こった時間はほとんどの子どもが下校した後でした。

　学校よりも海に近い地域に住んでいる子がたくさんいました。海辺でつりをしていた子、家にひとりでいた子、自転車で出かけていた子もいます。

　「どうして今日にかぎって午前授業だったのか。子どもたちは無事だろうか。無事でいてほしい」。先生たちはあちこちの避難所や、児童の家をまわり、子どもたちの無事を確認し続けました。

　そして2日後、釜石小学校の子どもたち 184 人全員が無事に避難していたことが確認できたのです。

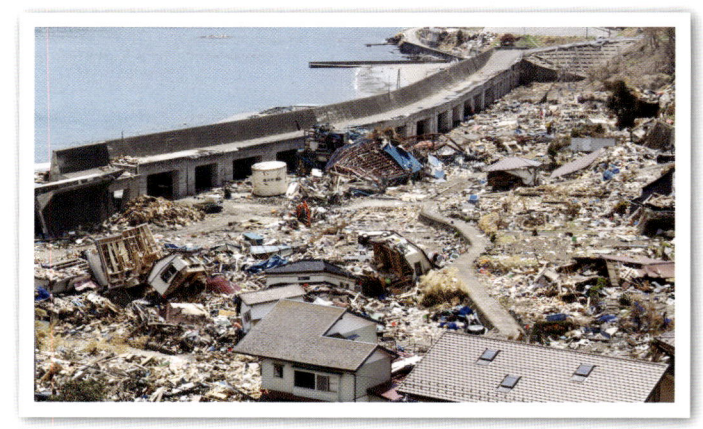

釜石市の沿岸のまちは東日本大震災の津波によって大きな被害を受けた。

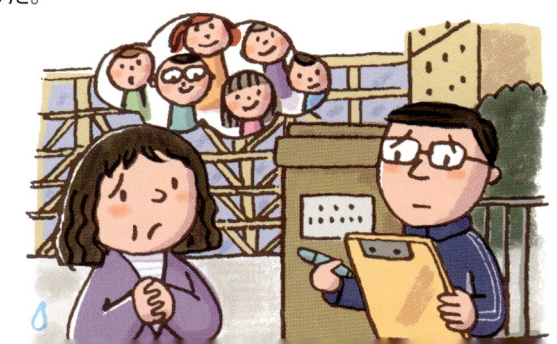

子どもたちは、自分で判断して行動しました。

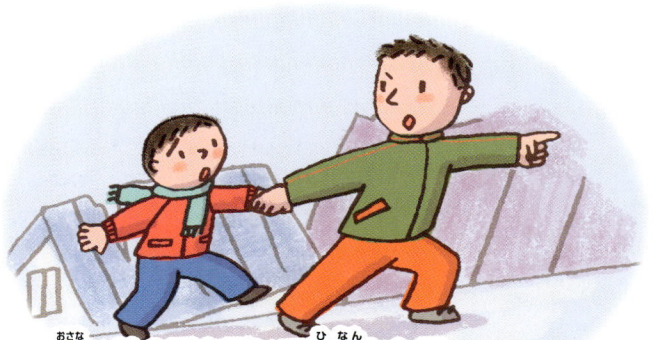

幼い弟の手を引いて避難した子

ゆれがおさまったらすぐにジャンパーを着て、弟にも着せて手を引き、高台に向かった。

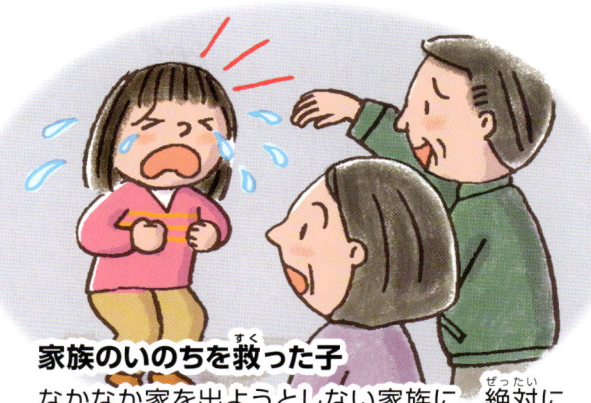

家族のいのちを救った子

なかなか家を出ようとしない家族に、絶対に津波がくる、とりあえずにげようと何度も何度も言い続けた。

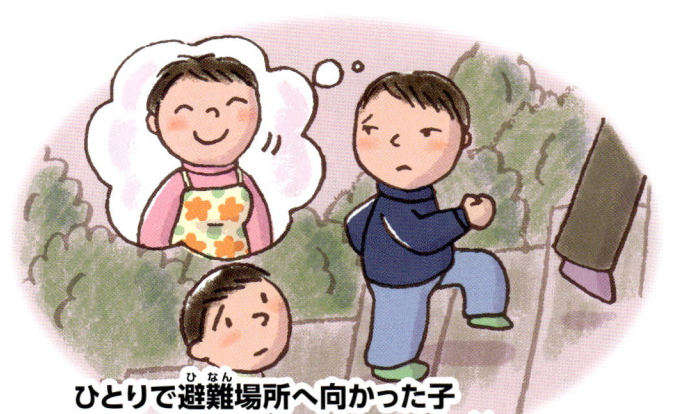

ひとりで避難場所へ向かった子

お母さんも避難場所へ向かったと信じて、お母さんを待たずに家を出て避難場所へ向かった。

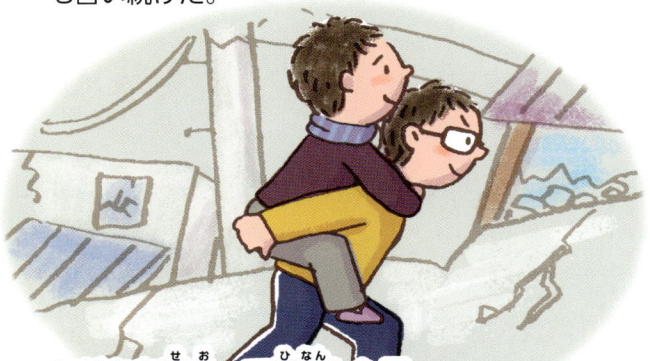

友だちを背負って避難した子

足の手術をしたばかりで、速く走れない友だちを背負い、全力で坂道を走った。

津波てんでんこ

　海の近くで大きな地震があったときは津波がくる。家族にかまわず各自ばらばらに、いっこくも早く、より高い場所ににげること。そうすることで、全員が助かるという三陸地方に伝わる教え。

先生や大人の指示がなかったのに、どうしてこんなことができたのでしょう。釜石小学校の子は特別な能力をもっている？いいえ、ふつうの小学生たちです。

釜石市の小・中学校の子どもたちは、こんなことを学んでいました。

ふだんから自分のことが大事だと思えていれば、いざというとき、とっさに自分のいのちを守ることができます。

学校で教わっていた津波のこわさ、じっさいに走って確かめた避難の仕方、生きることを歌った校歌が心と体にしみついていました。

自分のいのちは 自分で守る

自分のことを大事に思えると、まわりの人にもやさしくなれます。

大人の助けを待っていたり、避難しようとしない大人にしたがっていたりしたら、被害にあっていたかもしれない子もいました。自分を信じ、自分で考えて行動することが、いのちを守ることもあります。

　津波からのがれるためにたびたび行われていた防災訓練や防災の授業は、自分で生きのびる力を育て、さらに、人間としての伸びる力も、たくわえていったのです。

「生きのびる」ことが最優先ということです。
災害にかぎらず、ピンチはだれにでもありえます。
そんなときには、何があっても、
いのちを守るということばを思い出してくださいね。

釜石小学校の「いのちのひみつ」

　ぼくは、東日本大震災の後、いのちについて考える授業をするため釜石小学校をおとずれました。そして、52・53ページで紹介した校歌と出会ったのです。体育館で歌詞が書かれたプレートを見上げたときは、歌にこめられた「生きるぞ！」という力強いメッセージに圧倒されて、鳥肌が立ちました。

　釜石小のみんなは、目を見開き、口を大きくあけて、体をゆすりながら一生けんめいこの校歌を歌っていました。毎朝、子どもも先生もいっしょに歌っているそうです。だから、歌のエネルギーがどんどん体にしみこんでいっているのかもしれません。みんなとても生き生きした目をしていました。

　中には、地震が起きたとき、泣きながら避難しようと説得して家族のいのちを救った子もいました。自分が「生きたい」と強く感じるからこそ、まわりの人にも生きぬいてほしいって思えるんです。釜石小では、まず自分のいのちを守ること、そのためにどうすればよいのか自分の頭でしっかり考えることを学校生活の中で実践していました。

　たとえば、給食で、ある子のきらいな食べものが出てきたとき、釜石小ではみんなでどうすればいいか考え、相談し合っていました。そうやって、自分で考え、人と協力し合うことができれば、ピンチのときに大きな力になるのです。釜石小の校歌には、「ひとりで立ってまっすぐ生きる」「手と手をつないでしっかり生きる」とありますね。この歌詞には、いのちを守るためのヒントがぎゅっとつまっています。

　いのちを守るために重要なのは、自分のいのちを大切に思えることです。みなさんには、ぜひこのことを覚えていてほしいと思います。

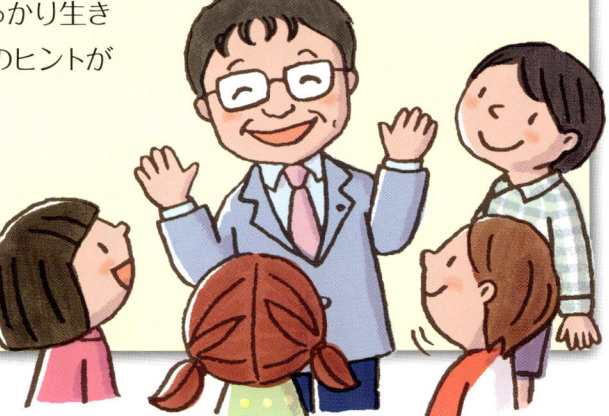

6 いのちはみんな つながり合っている

生き物のいのちには限り(かぎ)があります。
「いつか死ぬんだから」「今、生きているのがつらい」と、
自分からいのちを絶つ(た)のは、ちょっと待ってほしいなー‼　って思います。

**もしもきみが、少しでも先のことを
思い浮(う)かべる余裕(よゆう)があるなら、考えてみてほしい。**

中学生になったら。
当然(とうぜん)、新しい友だちや先生との出会いがありますよね。
制服(せいふく)はあるかな。部活は何をしようかな。
体も大きくなって、ときどき大人の仲間(なかま)入り気分を味わえるかもしれないね。

高校生になったら。
今までよりうんと広い地域(ちいき)から集まってくる友だちやユニークな先生に会えるかも。
文化祭や体育祭の行事もみんなでつくっていけます。
自分で考えて行動することももっともっと、増えて(ふ)くることでしょうね。

大学生・短大生・専門(せんもん)学校生になったら。
自分の好きなこと、知りたいことを集中して学べ(す)ます。
全国各地(かくち)はもちろん、海外からの友だちもできるかもしれない。
いろんな出会いが、きっときみを勇気(ゆうき)づけ豊(ゆた)かにしてくれますよ。

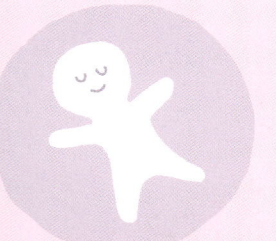

社会人になったら。
自分で自分の道を切りひらいていきます。それは、とても楽しくてやりがいもあります。
大人になってもつらいことはあるでしょう。
でも、そんなときでも、もうきみはまわりの人に助けてと言えるはずだし、
ゆっくり休んでいいことも知っていますよね。

じゃあ、今がつらすぎる、先のことなんて考えられないやっていうきみに——。
尾木ママは、こんなメッセージを贈りたいです。

無理しないで休んだり、助け求めてもいいんだよ。

つらいこと自体は、かんたんには変えられないかもしれない。
時間もかかるかもしれないけど、やがてかならず過去形になっていきます。
それが「時の流れ」というものです。
そして今の出来事とけんめいに向き合っているうちに、
きみの未来があっというまにたぐりよせられて、
いつのまにか切りひらけていくのではないでしょうか。

きみのいのちはまわりの人たちに生かされていると同時に
きみのいのちはまわりの人をささえ、生かしてもいるのですよ。
だからあわてて結論を急いだり、あせったりしないで、
自分のいのちをできるだけいつくしんでほしいと思っています。

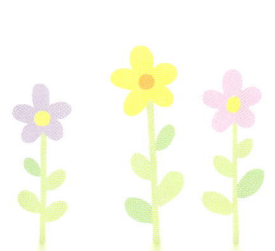
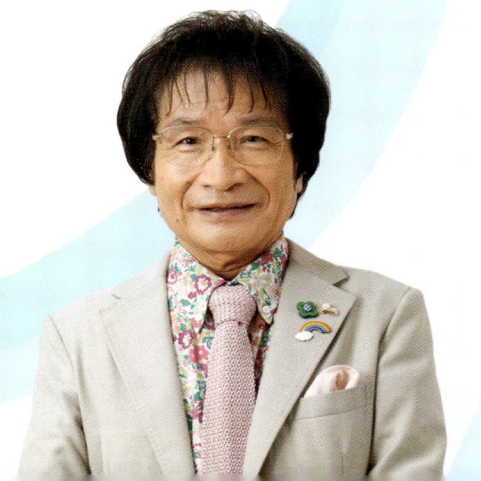

あなたは今も、そして未来（みらい）も
きっとたくさんの人とつながって、世界を動かしていく。
あなたはほかのだれでもない、あなたのままで存在（そんざい）していいんだ。

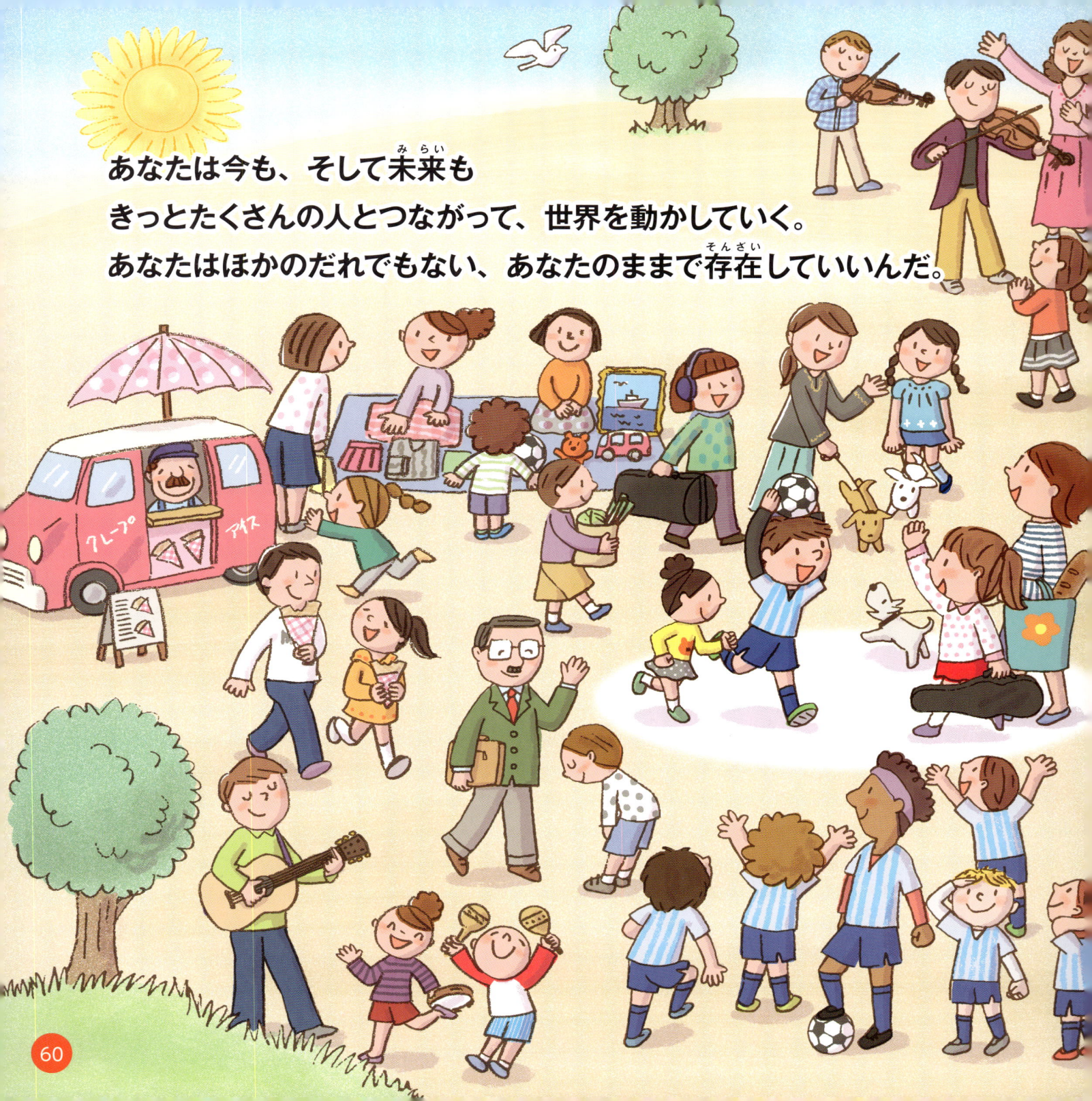

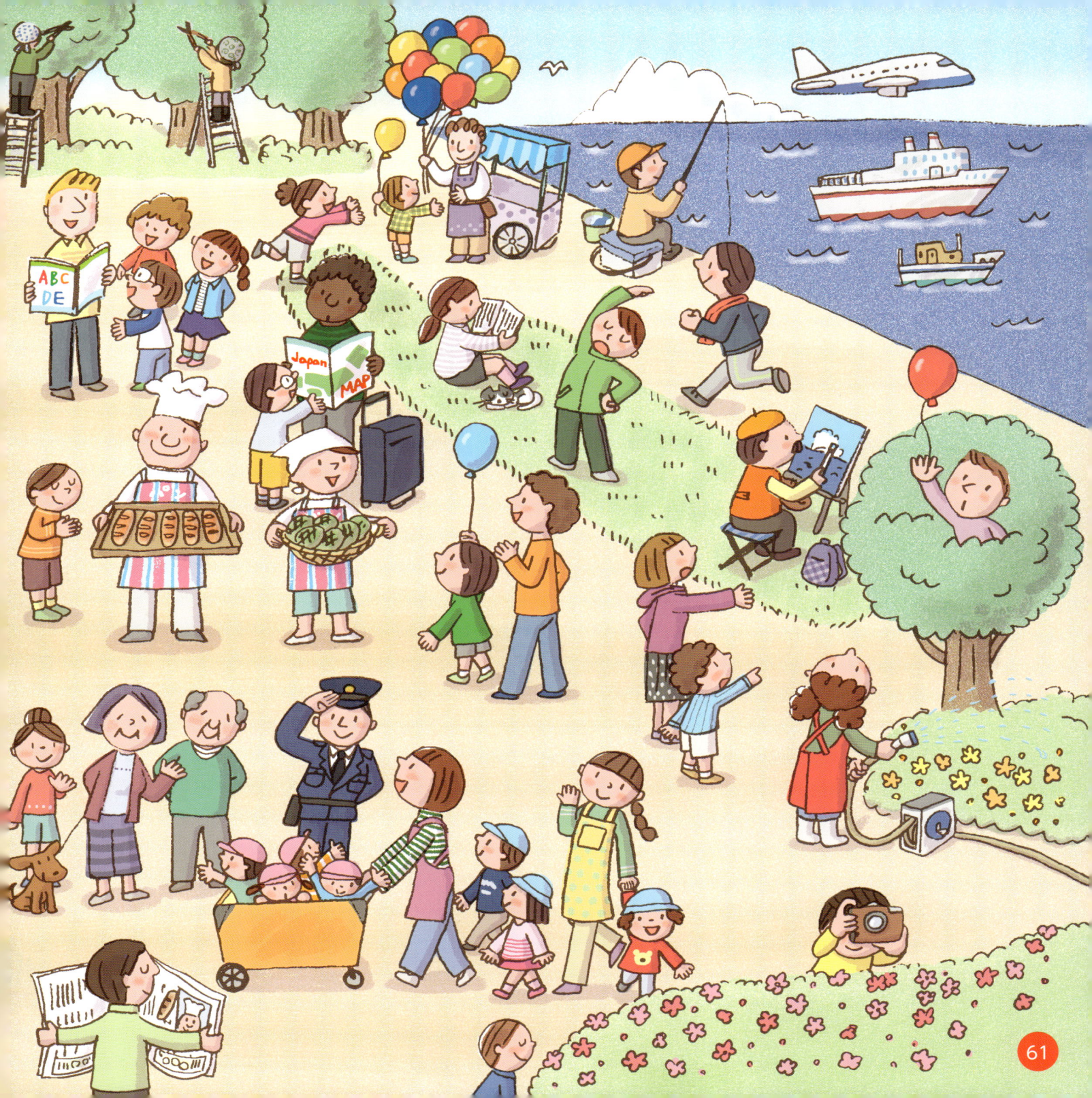

この本を 読んでくれたあなたへ 尾木直樹（おぎなおき）

　みなさん、尾木（おぎ）ママの授業（じゅぎょう）はいかがでしたか――。

　この巻（かん）ではいろんなテーマから「いのち」について考えてきましたね。でも、「いのちって何?」と聞かれても、「やっぱりよくわからないや」って思う人、多いんじゃないかしら。それでいいんです。70年生きてきたぼくにだって、答えはわからないもの（笑）（わらい）。

　生命（せいめい）の誕生（たんじょう）から、出産（しゅっさん）にいたるまでのふしぎも本当に神秘（しんび）の世界ですよね。

　このような営（いとな）みのくりかえしが、先祖代々（せんぞだいだい）つながって自分にたどり着いているなんて、ちょっと想像（そうぞう）もつかなかったかな。でも、そのように、ぼくたちみんなのいのちは大切な存在（そんざい）なんです。「つながり合い」「ささえ合い」の人間関係（かんけい）の連続（れんぞく）が生きること、いのちの実体とも言えるかもしれません。

　ずっと昔から、人間は「いのちってなんだろう?」と考え続（つづ）けてきました。たくさんの人たちが、自分なりの考えをことばにしてぼくたちに残（のこ）してくれています。そうした先輩（せんぱい）たちにヒントをもらうのもいいよね。

　でも、いちばん大切なのはみなさんが今をせいいっぱい生きること。そして、そんな自分を自分でみとめてあげることです。そうやって、自分を大切にすることが、だれかのいのちにもつながっていくんじゃないかしら。釜石小（かまいし）の子どもたちがとった行動が、その証拠（しょうこ）です。みなさんならきっとできるはず。尾木（おぎ）ママも応援（おうえん）していますよ。

この本に出てくることば

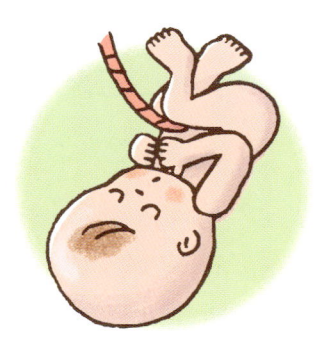

監修／尾木直樹（おぎ なおき）

1947年、滋賀県生まれ。教育評論家、臨床教育研究所「虹」所長。早稲田大学卒業後、中学・高校などで教員として22年間ユニークで創造的な教育実践を展開。法政大学キャリアデザイン学部教授、教職課程センター長を経て定年退官後は特任教授。調査・研究、評論、講演、執筆活動にも取り組み、最近は「尾木ママ」の愛称で多数のメディア等で活躍中。

制作協力／仲野繁（なかの しげる）

1954年、茨城県生まれ。東京都足立区立辰沼小学校校長（2017年3月現在）。東京理科大学卒業後、中学・高校で数学科教員として28年間勤める。その後管理職となり、ここ数年間は、小学校の校長として、いじめ防止教育を展開。いじめ防止教育の普及に取り組む。

協力／東京都足立区立辰沼小学校

- ● 編集制作 ─── 株式会社アルバ
- ● 制作協力 ─── 臨床教育研究所「虹」
- ● 表紙イラスト ─ 藤田ヒロコ
- ● 巻頭マンガ ─── 上大岡トメ
- ● イラスト ─── すみもとななみ、サトゥー芳美、森のくじら
- ● デザイン ─── チャダル108
- ● 執筆協力 ─── 木村芽久美、石川実恵子
- ● 写真撮影 ─── 五十嵐佳代
- ● 校正 ─── 田川多美恵

参考文献：『西原 海 いのちのメッセージ』西原由美著（全障研出版部）／『海くん、おはよう』西野理乃著（新日本出版社）／『いのちがはじまるとき』種村エイ子監修（ポプラ社）／『知って安心 初めての妊娠・出産』堤治監修（赤ちゃんとママ社）／『マンガでわかる 人体のしくみ』坂井建雄監修（池田書店）／『もっと知りたい、おなかの赤ちゃんのこと』小西行郎著（赤ちゃんとママ社）／『心が元気になる学校』副島賢和著（プレジデント社）／『「学び」という希望』尾木直樹著（岩波書店）／『釜石の奇跡』NHKスペシャル取材班著（イースト・プレス）／『ソクラテスの弁明・クリトン』プラトン著 三嶋輝夫・田中亨英訳（講談社）／『教行信証』親鸞著 金子大栄校訂（岩波書店）／『夜と霧』ヴィクトール・E・フランクル著 池田香代子訳（みすず書房）／『わたしと小鳥とすずと─金子みすゞ童謡集』金子みすゞ著（JULA出版局）／『うつむく青年』谷川俊太郎著（サンリオ）

写真協力：豆塚 猛、西原由美、堤 治、石川実恵子、アフロ、photolibrary

JASRAC 出1701645-701

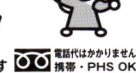
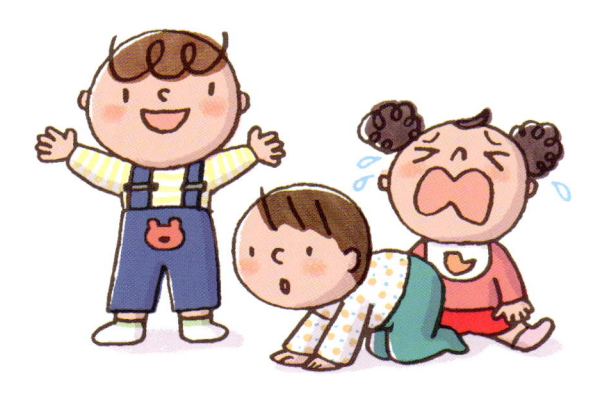

尾木ママのいのちの授業④
いのちってなんだろう

発 行　2017年4月　第1刷

監 修　尾木 直樹
発行者　長谷川 均
編 集　浦野 由美子

発行所　株式会社ポプラ社
　　　　〒160-8565
　　　　東京都新宿区大京町22-1
振 替　00140-3-149271
電 話　03-3357-2212（営業）
　　　　03-3357-2635（編集）
インターネットホームページ http://www.poplar.co.jp
印刷・製本　今井印刷株式会社
ISBN978-4-591-15359-8　N.D.C.491/63P/23cm
Printed in Japan

尾木ママの いのちの授業

監修 尾木直樹

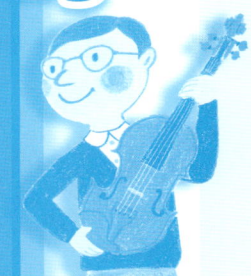

全5巻

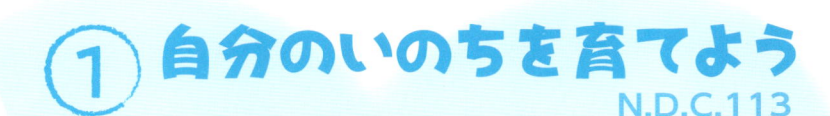
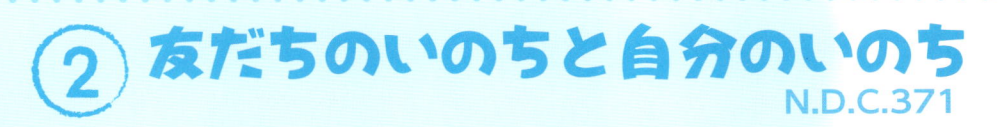
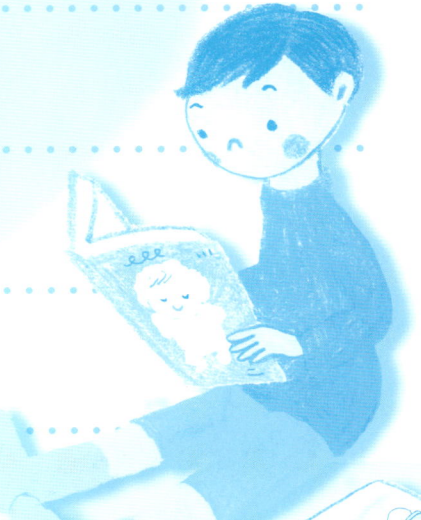

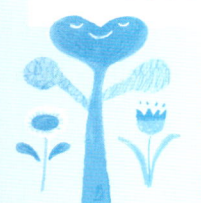

小学校中学年～中学生向き
各63ページ（5巻のみ47ページ）

B4変型判　図書館用特別堅牢製本図書

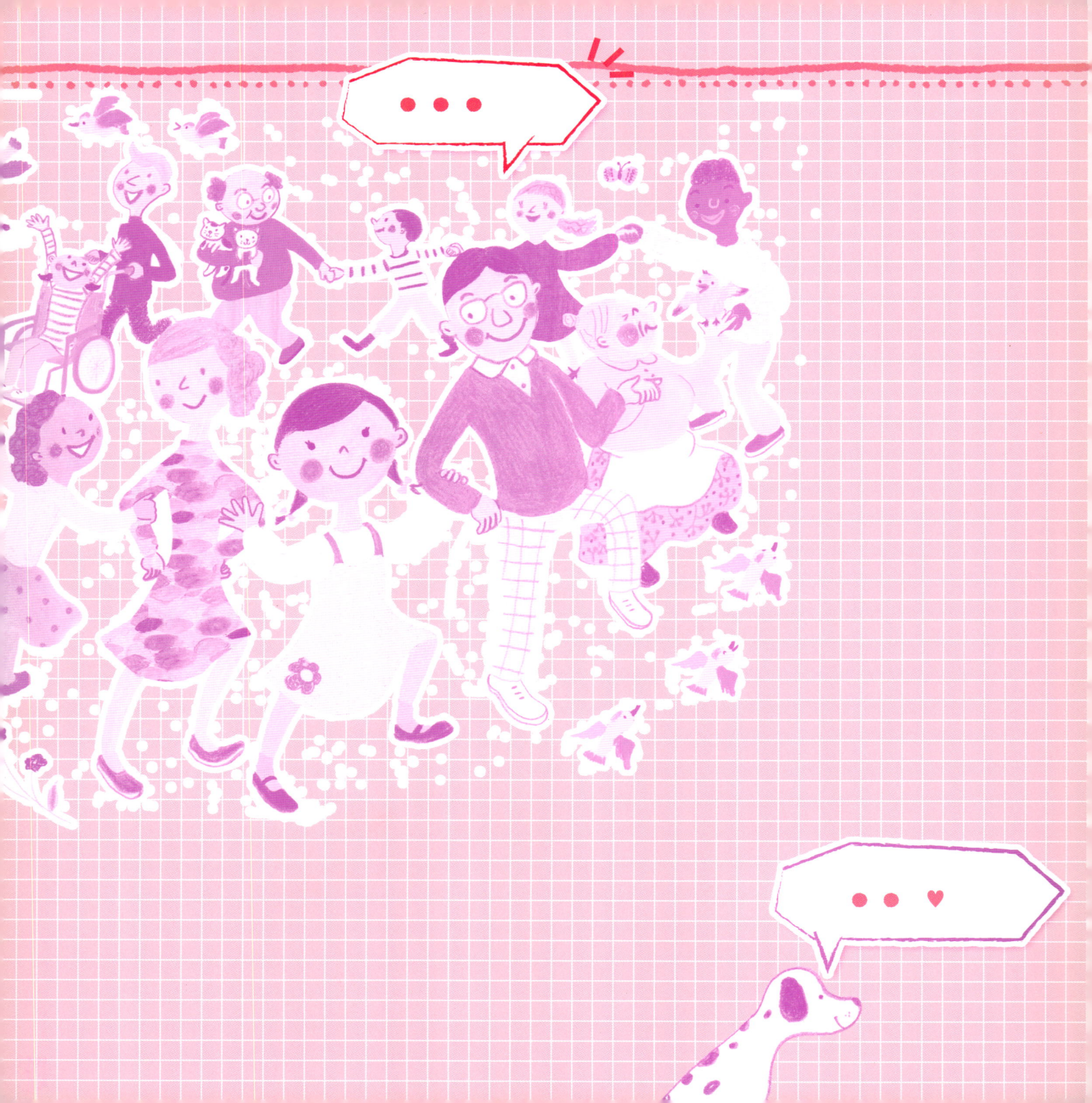